醫典重光

珍版海外中醫古籍善本叢書

藎齋醫要

明·陳諫 撰
張志斌 整理

人民衛生出版社
·北京·

醫典重光——珍版海外中醫古籍善本叢書

藎齋醫要

Yidian Chongguang——Zhenban Haiwai Zhongyi Guji Shanben Congshu

Jinzhai Yiyao

撰：明·陳諫

整　　理：張志斌

出版發行：人民衛生出版社（中繼綫 010-59780011）

地　　址：北京市朝陽區潘家園南里 19 號

郵　　編：100021

E - mail：pmph @ pmph.com

購書熱綫：010-59787592　010-59787584　010-65264830

印　　刷：北京雅昌藝術印刷有限公司

經　　銷：新華書店

開　　本：889 × 1194　1/16　　印張：30.25　　插頁：1

字　　數：257 千字

版　　次：2024 年 3 月第 1 版

印　　次：2024 年 4 月第 1 次印刷

標準書號：ISBN 978-7-117-34273-5

定　　價：429.00 元

打擊盜版舉報電話：010-59787491　E-mail：WQ @ pmph.com

質量問題聯系電話：010-59787234　E-mail：zhiliang @ pmph.com

數字融合服務電話：4001118166　E-mail：zengzhi @ pmph.com

圖書在版編目（CIP）數據

藎齋醫要 /（明）陳諫撰；張志斌整理. —北京：人民衛生出版社，2024.3

（醫典重光：珍版海外中醫古籍善本叢書）

ISBN 978-7-117-34273-5

Ⅰ. ①藎…　Ⅱ. ①陳…　②張…　Ⅲ. ①中國醫藥學—中國—明代　Ⅳ. ①R2

中國國家版本館 CIP 數據核字（2023）第 189802 號

醫典重光

珍版海外中醫古籍善本叢書

叢書顧問

王永炎
真柳誠［日］
文樹德 (Paul Ulrich Unschuld)［德］

叢書總主編

鄭金生
張志斌

叢書整理凡例

一、本叢書旨在收載複制回歸的海外珍稀中醫古籍。子書的書名一般以扉頁名稱爲準。無書扉頁者，以其卷首所題書名爲準，但『新刊』『新編』『校正』之類的修飾詞不放進書名。

二、每種古醫籍之前有『提要』，主要介紹作者（朝代、姓名字號、籍貫，生活時間、簡要生平、業績、撰寫此書的宗旨等），書籍名稱，卷數，影印底本的基本形制、刊刻年代、堂號、序跋題識等，主要内容與特色，以及書目著錄與底本流傳簡况。

三、叢書中的每種子書均依據影印本的實際標題層次編制目錄。卷數與卷名爲一級，篇名爲二級。必要時出示三級目錄。其中本草書的藥名爲最後一級。單純醫方書收方甚多者以歸納方劑的方式（如病名、功效等）爲最後一級目錄，收方不多者可以方名爲最後一級目錄。凡新擬篇目名均用六角符號『〔〕』括注。

四、影印本對原書内容不删節、不改編，盡力保持原書面貌，因此原書可能存在的某些封建迷信内容，以及當今不合時宜的藥物（如瀕臨滅絶的動植物等）不便删除，請讀者注意甄别，切勿盲目襲用。

五、本叢書采用影印形式，最大限度地保留原書信息，如眉批、句讀、圈點、補注、批語、印章、墨丁等，并保持古籍筒子頁甲面、乙面的對照關係，以及一切對版本鑒定、學術研究有價值的重要信息。在此基礎上，本叢書爲體現影印本的文獻價值和應用價值，將仔細檢查有無錯簡、缺頁現象，若有則盡力予以調整、補缺，并在不損傷原書文字的前提下，盡力消除污髒殘損痕迹，以利閲覽。

提　要

蓋齋醫要十五卷，成書于明代嘉靖七年（1528）。該書今存世者唯有日本國立公文書館内閣文庫所藏兩部明嘉靖七年序刊本。今取其中原藏楓山文庫之全帙本爲影印底本。

作者名陳諫，字直之，號蓋齋，錢塘（今浙江杭州）人，生卒年不詳。據其自序所言，陳氏家族行醫出名的歷史，可以追溯至唐末，其始祖陳仕良乃唐代名醫，宋初敕編之太平聖惠方『亦嘗私淑其源』。至建炎丁未年（1127），宋高宗南渡，陳沂（素菴）出。他生于汴梁，長于臨安，大有醫名。曾治愈康后之危疾，敕授翰林院金紫良醫，特賜宫中掌扇，便於出入禁中。其後宫扇年久損壞，其後人陳靜復與陳清隱刻木爲扇，以爲世傳，故久有『木扇陳』之稱。陳家世代以擅長婦科聞名。至元時，陳氏後裔乃家食不仕，承祖業而行醫，一門名醫多出。陳諫之伯父陳林于明天順庚辰歲

（1460），供職太醫院；陳諫堂兄陳謨任順天府醫學大使，卒後，其子鼎與鼐尚籍太醫院爲醫士。陳諫兄弟四人，俱以醫爲業。而以陳諫聲名最顯，人謂『能治人所不能治之疾』。陳諫將其研習醫學經典之所得，父祖所傳及平生所經效之方，分門别類，『先纂經論、圖解，而後分門論著，歌括其方』，於嘉靖七年（1528）撰成蓋齋醫要。

其書之卷一、卷二爲中醫基礎理論篇及其圖表。卷一，陳氏列舉天元紀大論篇玉機真臟論篇靈蘭秘典論篇三篇以爲篇名，實際内容并非照録素問此三篇，而是選擇三篇中的部分内容兼以本人見解，予以闡述。卷二，爲運氣相關理論。既摘録了醫學書籍中的運氣理論及圖，也包括一些民間流傳内容。卷三爲脉學及經絡。匯集若干脉學圖表、脉歌，録託名之王叔和脉訣賦（即脉賦）等，以及手足經論、手足經圖與十二經脉、奇經八脉始終。

自卷四始，乃分門論述臨床各科。以大方脉爲主，包括風、濕、熱、火、暑、燥、寒等外感諸病及瘧、痢、泄瀉、痛證、血證、虚損、水腫、積聚、痰飲、咳嗽、反胃、怔忡、黄疸等雜病，以及婦科與兒科。均以病名爲綱，共分作三十五門，每門先論後方，析諸病之病因病機、辨證論治。其論多采醫經之論，然均經陳氏理解化裁，已非醫經之原文。其方多爲經驗之方，或取自其他經典方書如金匱要略方論太平惠民和劑局方三因極一病證方論等書者，或集自當時之醫家及民間經驗。但是，何爲陳諫所云祖傳秘方，則難以判别。

此書的特色在于病因病機之説理簡易明瞭，没有大段引文，多融入本人之見。每方之下均有載歌訣一首，以便記誦。方劑之藥物炮制及煎服法的記錄也比一般方書要簡潔很多。

據書目所載，該書見于明殷仲春醫藏書目❶著錄。流傳日本後，據報道首見御文庫目錄❷著錄，則該書最遲在明末傳入日本。今此書國内已佚，惟日本内閣文庫存該書明嘉靖七年序刊本兩部。其中殘本爲江户佐伯藩主

❶ 醫藏書目：明殷仲春著，群聯出版社1955年影印出版。

❷ 御文庫目錄：據王鐵策蓋齋醫要解題，見人民衛生出版社1999年出版的日本現存中國稀覯古醫籍叢書。

毛利高標所藏，全帙原藏楓山文庫（即紅葉山文庫❶），無藏書印記。楓山文庫由德川幕府始建于慶長七年（1602）。明治十七年（1884）歸入太政官文庫，即後之內閣文庫。本次影印，選其中全帙本爲底本。該本凡四册。書號：子29-18。版框高約18.5釐米，寬12.2釐米。每半葉十行，行約二十四字。粗黑口，上下同向雙下黑魚尾，四周黑白雙邊。版心上魚尾下書『醫要』及『上』或『下』（自卷八始爲『下』）。卷前首爲嘉靖七年胡世寧『蓋齋醫要敘』、陳珂『蓋齋醫要敘』、韓廉『蓋齋醫要序』（陳珂、韓廉二序未署作序年）、嘉靖戊子（1528）吳玭『蓋齋醫要序』、黃泰『蓋齋醫要跋』、陳諫『蓋齋醫要自敘』。次爲『宋良醫陳素庵』像及贊、『明陳蓋齋之像』及贊。次爲目錄、正文。每卷之首題署爲『蓋齋醫要卷之某/錢塘陳諫直之類集』。書末有嘉靖戊子金廷瑞『蓋齋醫要後序』。

---

❶ 紅葉山文庫：據國立公文書館內閣文庫，1956年出版的改訂內閣文庫漢籍分類目錄。

目錄

盖齋醫要

一之三

藎齋醫要敘

吾杭陳直之號藎齋。家世業醫。尤精女科。直之既老于其術。懼後人弗得其要領也。迺書其平生聞于父祖與所自得者。先纂經論圖解。而後分門論著。歌括其方。亦畧備矣。凡十五卷。名曰醫要。屬予爲序。

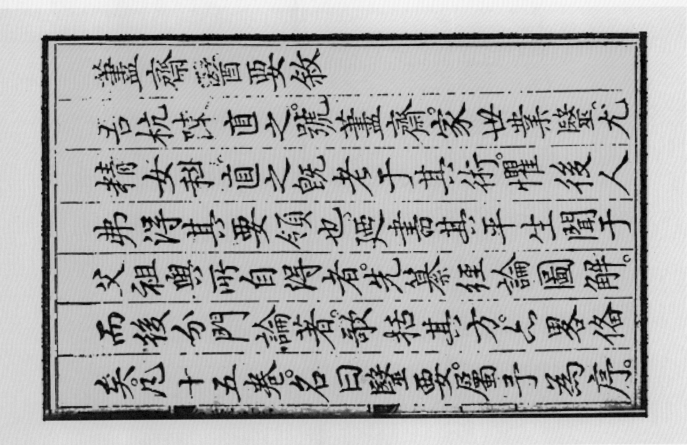

予方困于沉疴。正坐未知醫耳。豈能識涯[illegible]所謂要者而序其意乎。然直之不[illegible]屬于專門名家。而顧託于老夫老夫厭歷仕途不能知醫而頗知政。請以政喻。國之有紀綱。猶人之有脈也。治亂之象。則形證也。禮樂法度。載在方冊。其古方也。

故善爲政者。覘紀綱而斷國是。因國勢而低昂其治。善醫者。切脈以審證。因證而處方。消息以時。通融以意。至不一而至一。無不可而無可。是政要也。亦醫要也。此因直之著書之意。觀是書者。苟徒勤古人糟粕。而悦其簡便。遽以爲要專

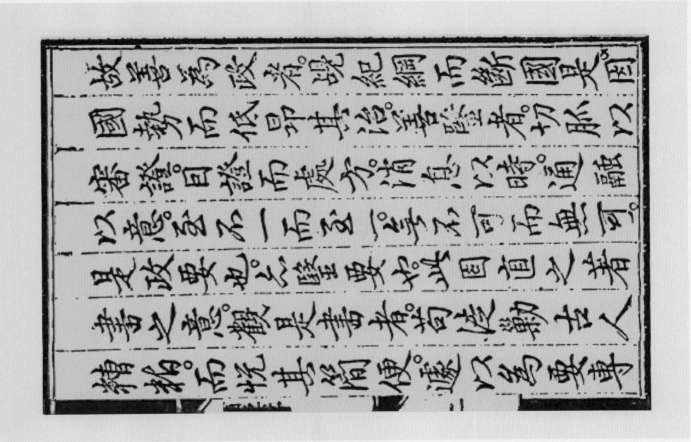

在是不効。則曰古方之不可用也。
豈方之罪哉。或曰。陳氏以女科顯。
而其書博極諸證。何也。予聞扁鵲
隨俗為變。在趙聞貴婦人。即為帶
下醫。在周聞敬老。即為耳目痺醫。
入秦聞愛小兒。即為小兒醫。這之
之術。殆出于此。則非所量也。是為敍。

嘉靖七年戊子春正月既望

賜進士資善大夫刑部尚書前都

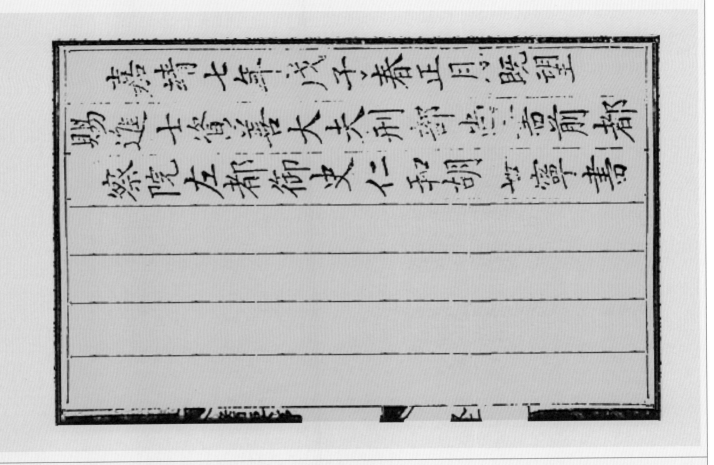

察院左都御史仁和胡世寧書

蓋齋醫要敘

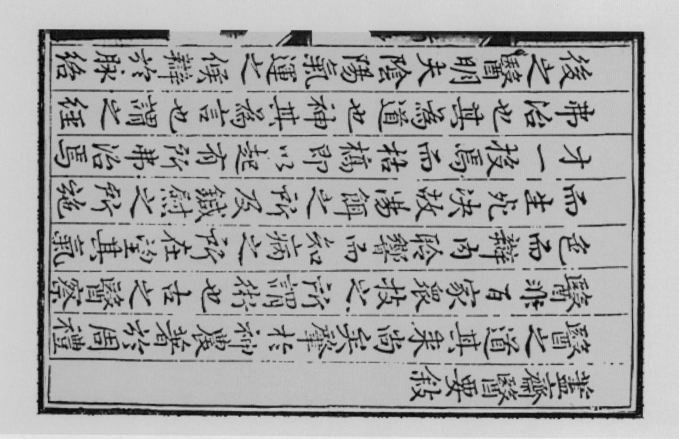

醫之道其来尚矣肇於神農著於周禮醫非百家衆技之所謂術也古之醫察色而辯内聆聲而知病之所在望其氣而生死決故湯餌之所及鍼熨之所施才一投焉而枯槁即以起有所弗治焉弗治也其爲道也神其爲言也謂之經後之醫明夫陰陽氣運之候辯於脉絡

表裏之由察夫風寒燥濕之故故切脉而知病徵方以投劑才一投焉而事理無所惑有所弗治焉弗治也其爲道也智其爲言也謂之法訣之類今之醫也吾惑焉不明於其理不講於其書而茍一定之方執左見以幸一中而世之闇者從而良之其有不昏夭札瘥者幾希焉望其有所著述以垂世也哉錢唐盖

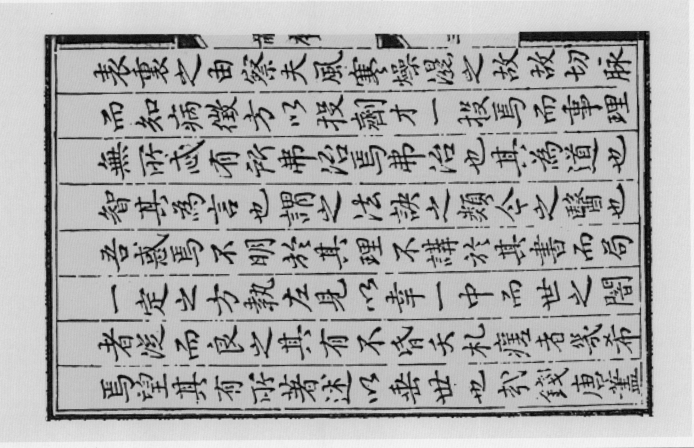

齋陳君直之諫醫之良者也其先世祖静溪治宋康王妃劇疾輙効賜以宫扇翰林金紫良醫迨元迄今代不乏人而君能世其業嘗集其所心得及所試効者為一編題曰蓋齋醫要余閲之大較淵源於素難出入於諸家法訣簡而要守而不拘變通而不放蓋扶世之仁軌壽民之永則也君豈今之醫也哉君豈

今之醫也哉曲禮謂醫不三世不服其
藥考君之世而徵君之藥信乎其言之
足以垂世也歟書凡爲圖者幾爲論者
幾爲詩訣者幾云是爲序
賜進士出身進階資善大夫正治上卿大
理寺卿
經筵官前都察院右副都御史奉
勅巡按河南地方致仕錢唐東瀛陳珂書

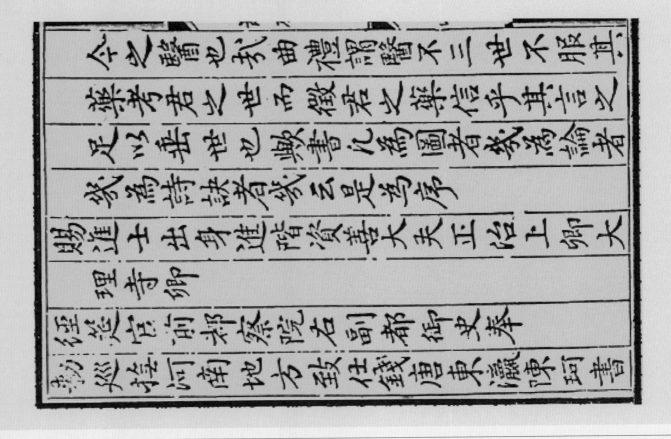

藎齋醫要序

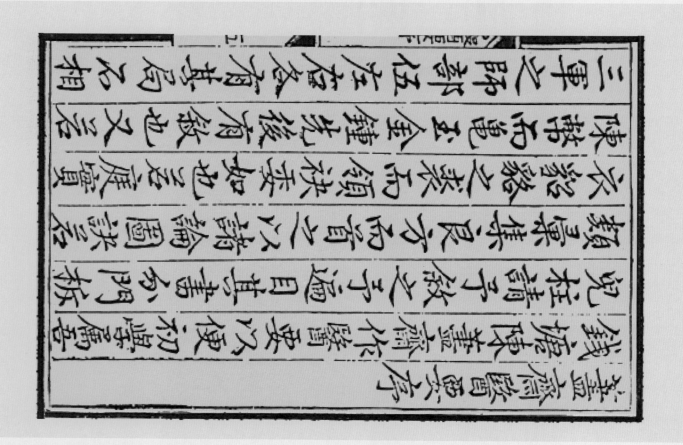

錢塘陳藎齋作醫要以便初學屬吾兒柱請予敘之予遍目其書分門析類彙集良方而首之以諸論圖訣若衣貂貉之裘而領袂委如也若庭實陳幣而龜玉金鍾先後有敘也又若三軍之師部伍左右各有其局不相

踰越也乃嘆曰是為要覽也已是故
裘得其領則順挈得其敘則義明軍
得其紀則師律夫醫之為術邃術也
得其要而學之則探隱義索奥旨心
領神會如示諸掌矣否是焉則望洋
白首門墻莫窺其何以收醫効之大成
哉此要覽之有益於人也雖然予竊

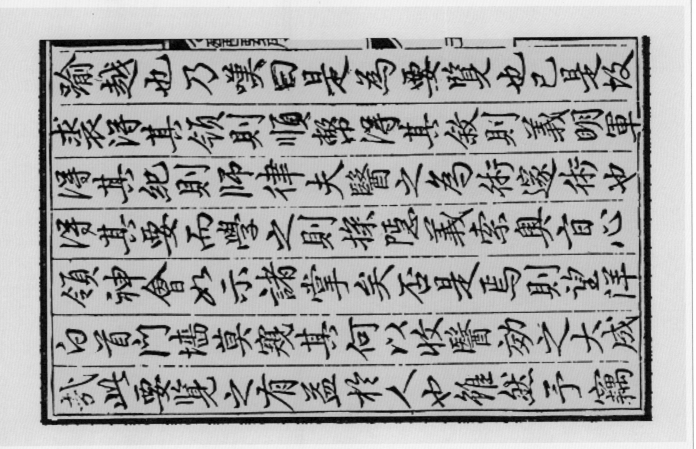

有要焉夫不忍之心是為仁心醫仁
術也以仁心而求仁術雖不中不遠矣
利操其中名術於外雖藝超盧扁
於人罔所攸濟乎於要覽也何有哉
陳氏技業醫在宋高宗時以醫獲
効有宮扇之賜後敝易之以木杭人
遂以木扇陳呼之蓋齋名諫字直之

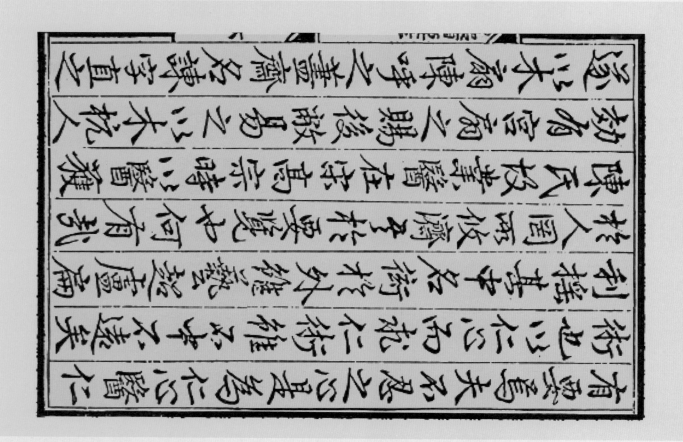

蓋世於醫者也醫要之傳觀者當自
得之

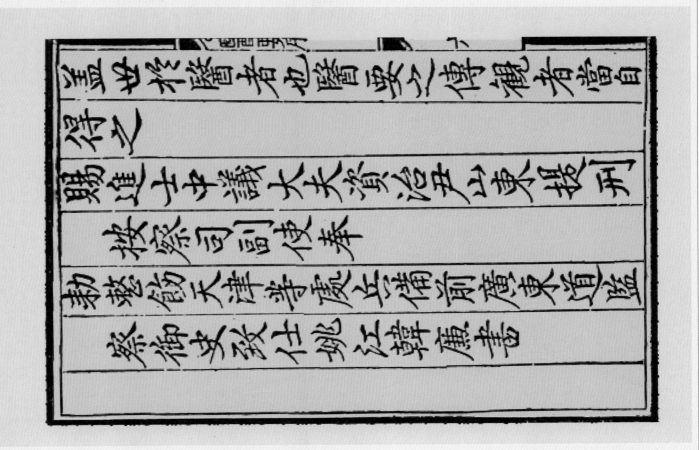

賜進士中議大夫資治尹山東提刑
按察司副使奉
勅整飭天津等處兵備前廣東道監
察御史致仕姚江韓廉書

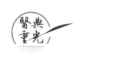

蓋齋醫要序

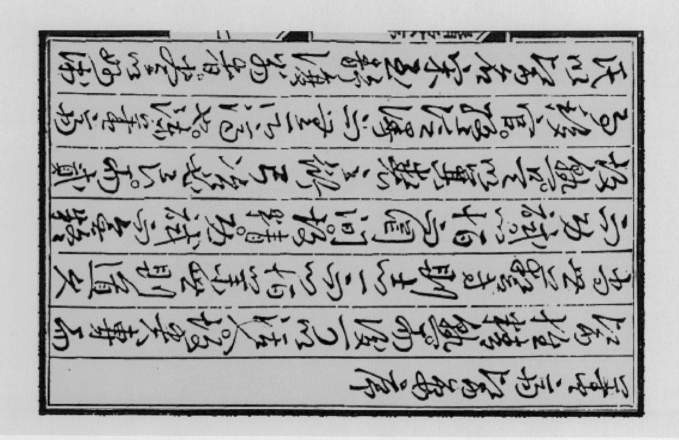

醫惟精熟而後可以活人。投其毒而
當世藝者則亡一而以百，業世則道久
而功試以百而圖間。投精功試而無驗
投熟。是以冀業之術已深也。三以而貳
予投官。後活傳而書一以活也。蕭蓋齋
氏以醫名，宋至靜處篇者，李以好術

妣康邸妃之孫姪。南渡後。遂以金紫
良醫直翰苑。且拜宮扇。人爲是姓
居杭之始。至陵遂以女科奇而以扇表
其業。海內周之有木扇陳氏也。九傳而
至筆之祖。尤能究心以精其術。故其論
多奇異用藥顯以療濟之與其子姓之弗
能究其家學而世式遵也。乃輯古方書

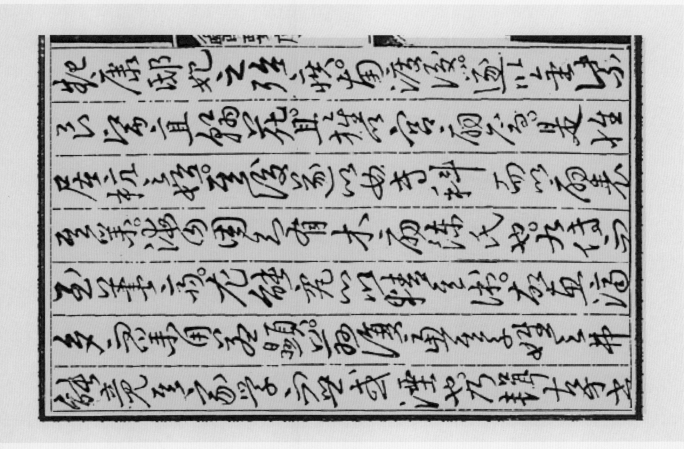

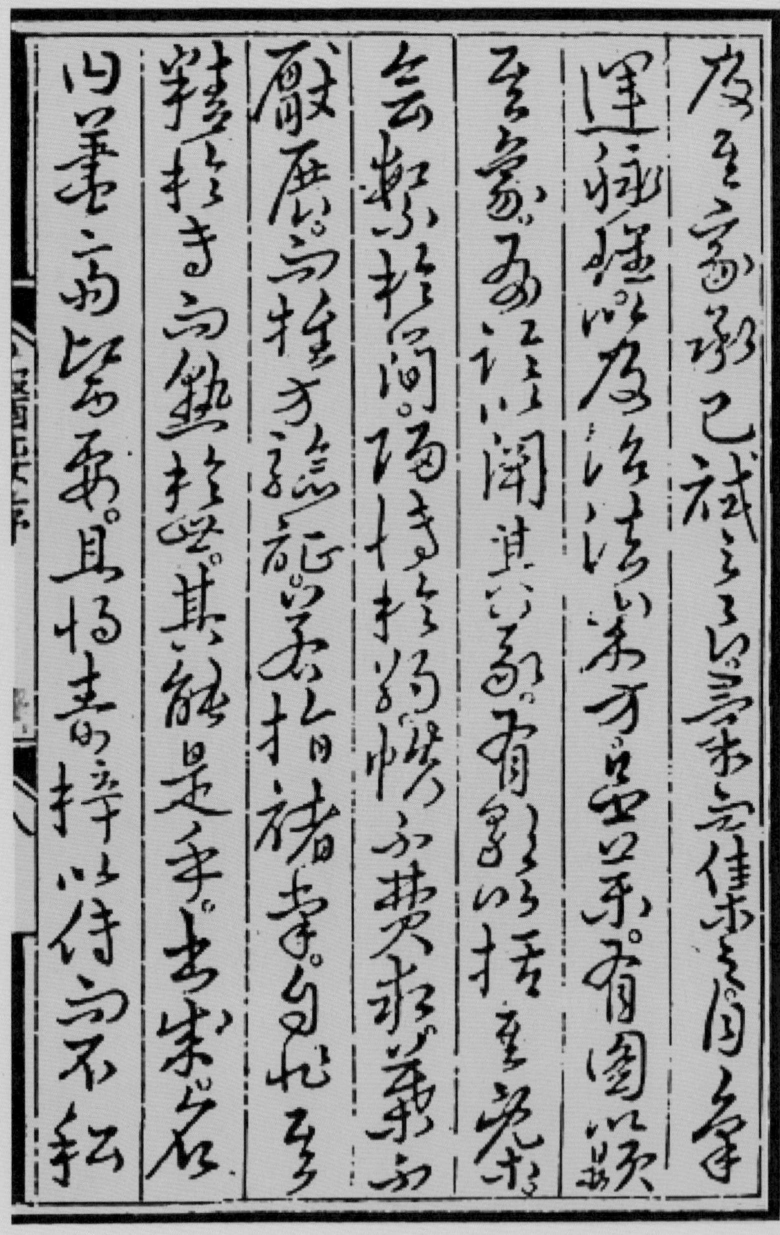

至矣。其用心可謂仁且廣矣。無有以𢌿
名者，厥亦獨得而秘之，而試禍人者
性與人共而弗吝至於也。其不且嫉忌賢能
自殊者。至視此書之用心何如哉。余故
表其志焉。叙其書而諱，諱字真之以序。
四明至淵。二宋儒為郡庠弟子員，丙
大君篆以書至後云

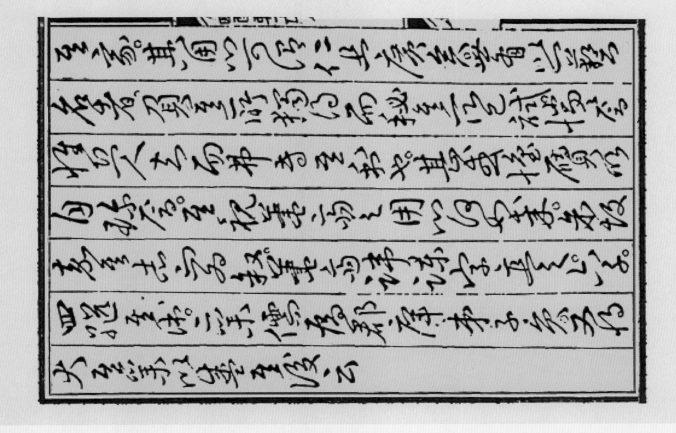

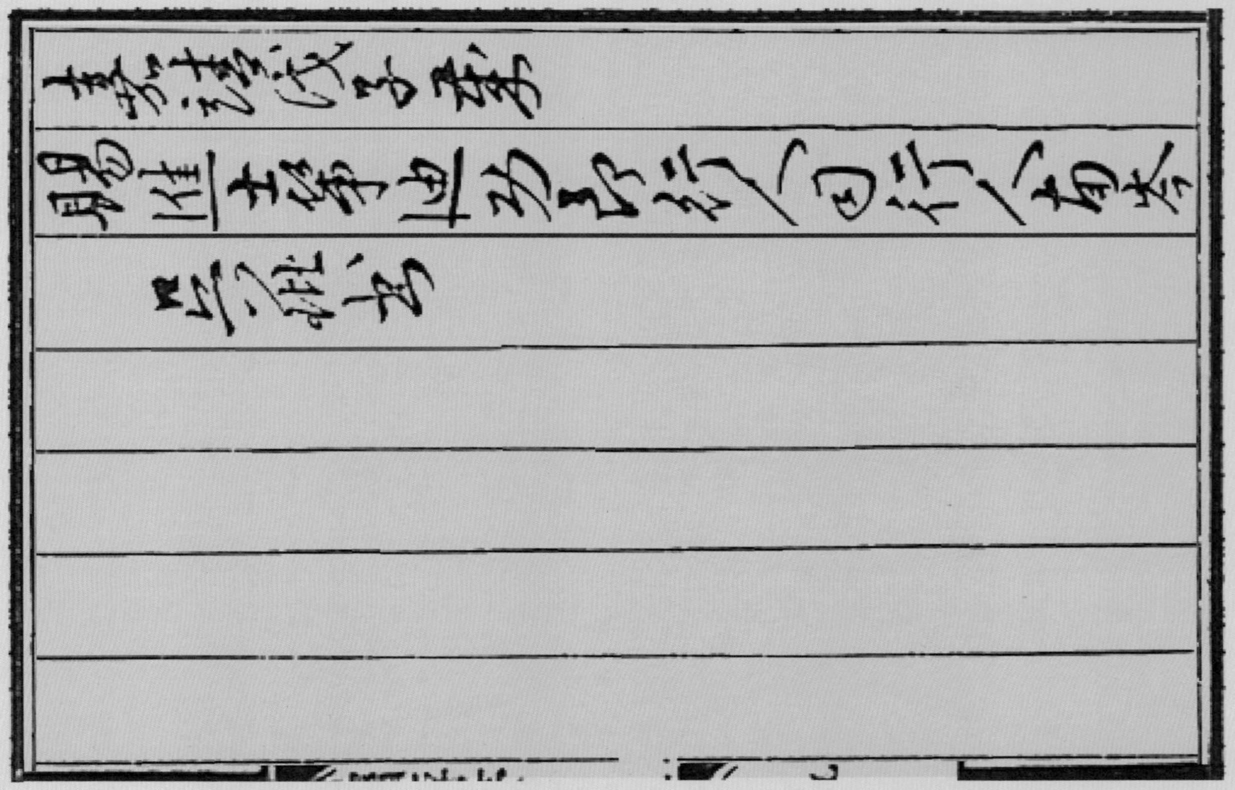

蓋齋醫要跋

醫肇於炎帝發明於岐伯曲暢旁通於張李劉朱諸先正述作愈詳而言愈繁方法愈備而意愈支初入道者汗漫莫之所趨危殆不安微妙難見昏執妄投其不殺人也者幾希古云知其要者一言而終不知其要流散無窮

予於是道六十春秋有奇幸窺左足欲以平生參博之當會悟之真施治之驗者挈其要以昭來學適蓋齋遺以醫要撿閱之餘喟然嘆曰先得我心之所同然者也予與蓋齋締朱陳之好道同志合有如此哉其始祖自宋鳴世代不乏人至蓋齋尤盛焉家傳心得

之祕且不自寶旣然梓行於天下後世然則天下後世得為醫之良者皆蓋齋之徒也天下後世得不夭札者皆蓋齋生之也周禮歲終稽其醫事以制其食十全為上十失一次之第至十失四為下古之君子居是業者亦自考不虛食食今蓋齋

既皆以十全歸之尚不自滿而坐十
全之功於天下後世業醫者可謂
醫之賢者歟
嘉靖戊子端陽八十翁菊泉董泰謹
跋

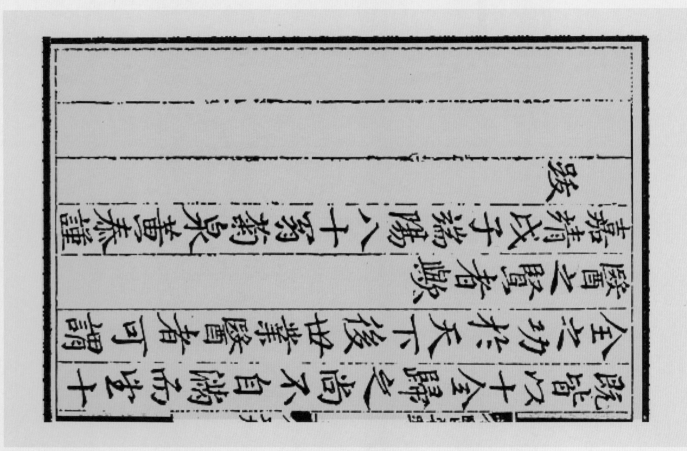

蓋齋醫要自叙

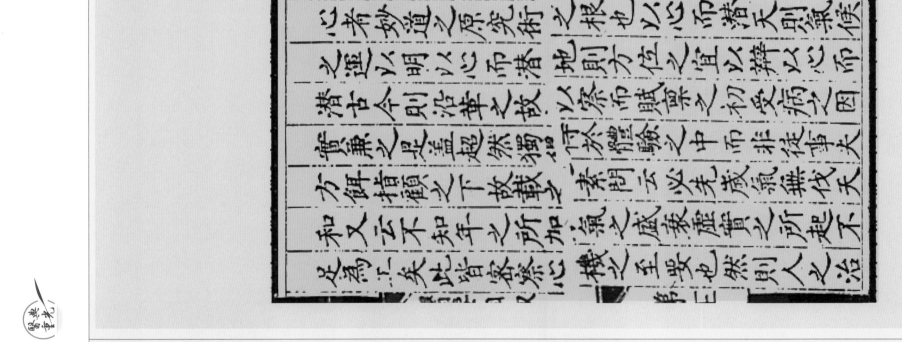

醫可學乎曰可曰有要乎曰有請聞焉曰心為要
心者妙道之原究術之根也以心而潛天則氣候
之運以明以心而潛地則方位之宜以辨以心而
潛古今則沿革之故以察而賦稟之初受病之因
實兼之是蓋超然獨得於體驗之中而非徒事夫
方餌措顧之下故載之素問云必先歲氣無伐天
和又云不知年之所加氣之盛衰虛實之所起不
足為工矣此皆審察心機之至要也然則人之治

病又可狗其方而不求其要哉慨自上古伏羲神農黄帝之為君岐伯命附伊尹之為臣聰明睿知獲厥心要而為醫之神知識洞達闡厥心要而為醫之聖稽之聖經賢傳歷有可考者也是故寒凉温熱之性用其所當用君臣佐使之方投其所當投蓋醫之所恃者方方之所資者藥而醫於是乎大明矣在周禮醫師屬之天官掌養萬民之疾病以五藥療之酸辛甘苦鹹味有所滋而筋骨氣脉向[illegible]有所養茲周公亦嘗究心於要者也故根[illegible]中

景之論方術說者謂其不宜於東南陶隱居之論
藥物說者謂其獨謬於西北郭玉之治病每盡於
貧賤而自謂不能於貴富張子和例於攻擊爲法
朱彥脩謂其可施於有餘而不可施於不足之數
子雖或安於一隅而實得心要於醫者也醫之爲
道有自來矣嘗謂醫道有一言而可以盡其要者
運氣是也天爲陽地爲陰陰陽二氣各分三品謂
之三陰三陽然天非純陽而亦有三陰地非純陰
而亦有三陽故天地上下各有風熱火濕燥寒之

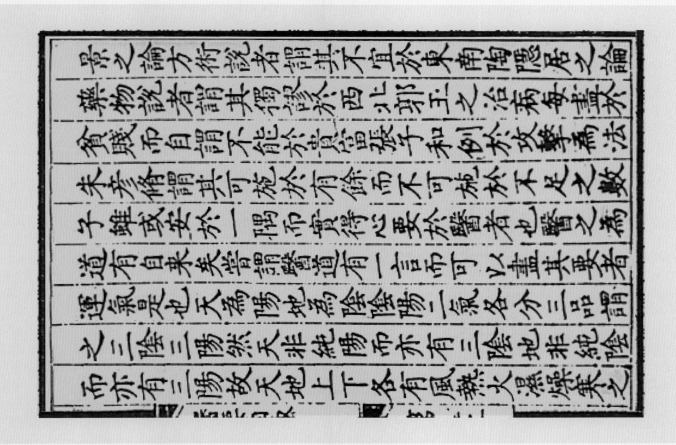

六氣其斡旋運動乎兩間者而又有木火土金水之五運人生其中二五之精妙合而凝臟腑氣穴亦與天地相為流通是以衆疾之作而所屬之機無出乎是也其所以上古聖神百家衆技之流潛心於要者實欲濟乎生民起乎沉痾者耳豈不先有精一於此哉故尚世猶有治未然之病無俟至於已病難圖也吾觀秦緩達乎此見晉侯病在膏盲語之曰不可為也扁鵲明乎此視齊侯病至骨髓斷之曰不可救也其先見之明亦由精一之至

也豈若七年之病求三年之艾也歟嗚呼後之為
醫者不但不能先覺於診而且不能精一於術也
于夫覛絡不知有道也氣候不知有數也土地不
知有宜也藥餌不知有法也是以抵牾而不能相
通也人徒知有本草而不知神農嘗味之深人徒
知有素問而不知軒轅詢道之原人徒知有難經
而不知扁鵲神應之妙人徒知有脉訣而不知叔
和診切之奧人徒知有肘後而不知仙翁丹煉之
秘人徒知有衛歌而不知真人保合之規故古之

逅疾者少而醫之爲神者多今之逅病者多而醫之爲妙者罕且人之六欲七情千變萬化出沒不定亦難乎其爲醫也而人之其不夭於壽者幾希此愈趨愈下盖有莫可援之者矣欲求夫望聞問切之機以臻夫神聖工巧之効又烏可得乎予維蠡測株守不揣凡庸獨憫夫人之感疾而醫之咈要也竊效古人儒者不得爲宰相則願爲名醫之說是以諫自早歲忘其固陋蘊索三旬之遺典試驗五季之方畧凡平日所自得者嘗欣然録就而

潛玩積久廼於中類敘證治為論而若方祇以令
昔試効者掄備之後撰以為歌分門拆類且復主
之以天元玉機經論氣運脉要圖訣使人知其方
又知要其本也采而集之彙聚成編名曰蓋齋醫
要雖一班之見心法未傳而牦始醫家者或能取
而熟覽焉不直若於難而便之且於天人陰陽生
制之理臟腑受病之原定治是可窺測而砭劑之
施又將因病以循方因方以親用君臣佐使雷擂
風馳焉有泥用之誤哉編成遂集家貲永之板實

欲遺之子孫及同術之士便於誦覽耳非敢曰為世之高明者設也予謹按族譜始祖仕良為唐名醫乾寧乙卯欽委著聖惠方書亦嘗私淑其源也迄宋真宗時有天益公為防禦者我四四祖也歷明遇公在神宗時登進士第累官至宣徽南院僉事元忠公在政和中亦登進士官至翰林院待制維為聖門之高弟而實為予家之良術也惟建炎丁未高宗南度素菴公出焉生於汴梁長於臨安醫大振於醫獲効康后之危疾勅授翰林院金紫

良醫督學內外醫條特賜宮中掌扇便宜出入禁
中此予不遷之宗也其後靜復公與清隱公皆不
忘君惠刻木為扇以為世傳故久而知有陳木扇
也逮玉峯公為父同官者羨遂志於學亦領鄉薦
官為宣撫使提舉後國并於元乃家食不仕承祖
業而得其傳焉儀芳公明揚公南軒公東平公恒
崖公皆以醫名于世而恒崖生伯父林號杏菴父
椿號橘菴伯父於天順庚辰歲蒙
欽取附用太醫院生兄謨弟諮謨任順天府醫學大使

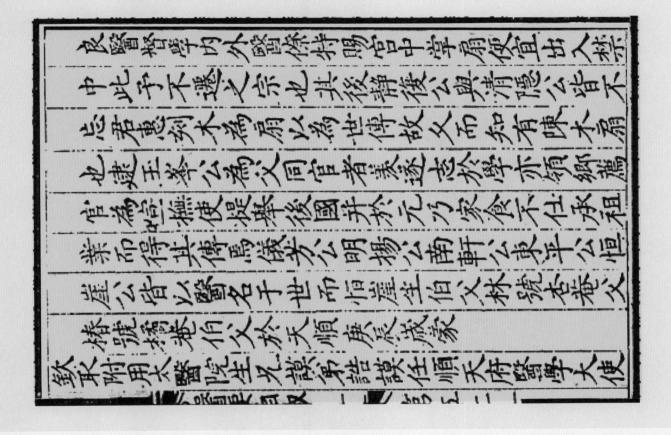

卒於官令其子鼎與鼐尚籍大醫院為醫士父生
諫與其弟讚謹言俱以醫為業庭訓恒云爾等務
在存心守分莫就炎涼而業醫必熟覽古先聖賢
經傳而求無誤於用予每佩其言而不敢忘醫要
之集雖經驗見然其源則有所自也故因叙家傳
始末於此云旹

嘉靖戊子歲仲春月錢塘蓋齋陳諫直之謹識

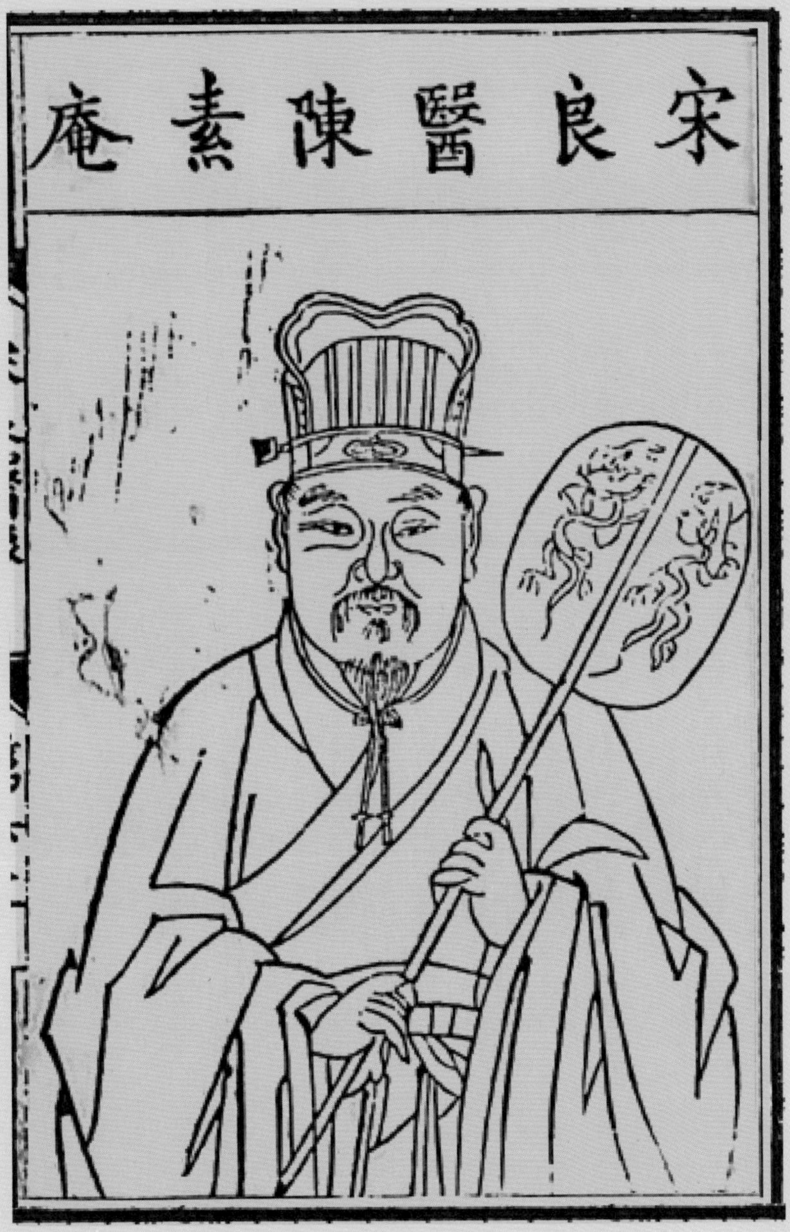
宋良醫陳素庵

贊曰

陳氏壽庵　盖世所稀

康后扶痾　爲帝所奇

出入禁中　扇惠宮儀

敎授翰院　金紫良醫

明陳蓋齋之像

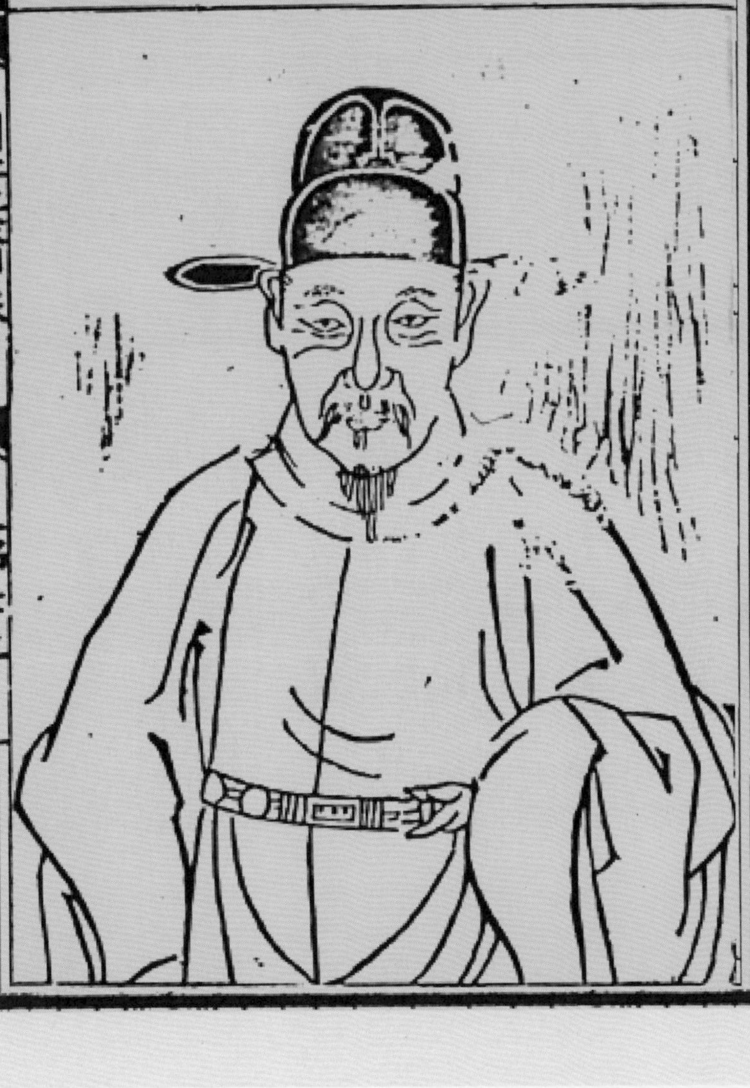

贊曰

蓋齋抱道
濟世活人
業匯三岳
公其闡之
毋炫其形
書垂不朽

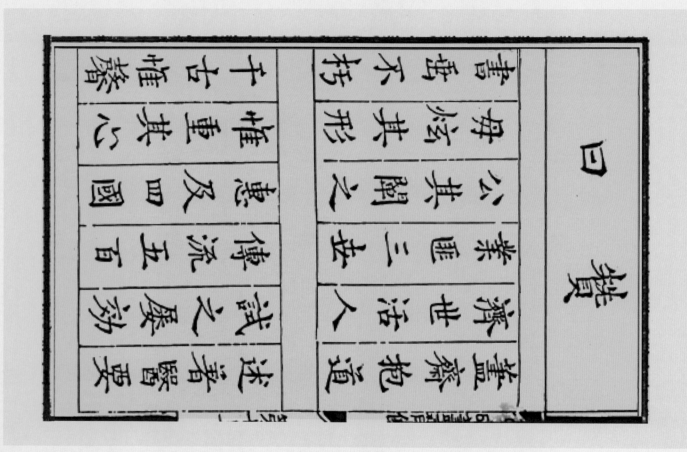

述著醫要
試之屢効
傳流五百
惠及四國
惟重其心
千古惟馨

目録

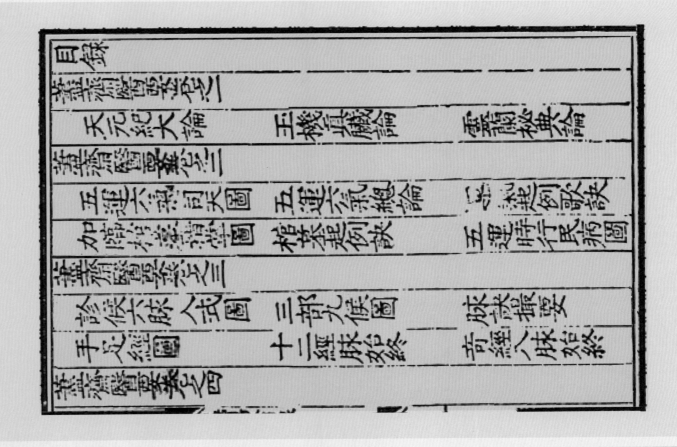

蓋齋醫要卷之五

蓋齋醫要卷之六

萬病醫要卷之七

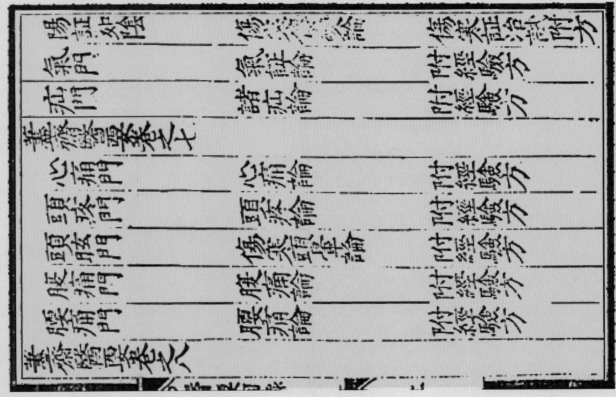

萬病醫要卷之八

蓋齋醫要目錄終

錢塘陳諫直之類集

天元紀大論 張內經

黃帝問曰天有五行御五位以生寒暑燥濕風人有五藏化五氣以生喜怒思憂恐論言五運相襲而皆治之終朞之日周而復始余已知之矣願聞其與三陰三陽之候奈何合之鬼臾區對曰夫五運陰陽者天地之道也萬物之綱紀變化之父母生殺之本始神明之府也可不通乎故物生謂之化物極謂之變陰陽不測謂之神神用無方謂之聖夫變化之為用也在天為玄在人為道在地為化化生五味道生智玄生神神在天為風

在地爲木，在天爲熱；在地爲火，在天爲濕；在地爲土，在天爲燥；在地爲金，在天爲寒；在地爲水。故在天爲氣，在地成形，形氣相感而化生萬物矣。然天地者，萬物之上下也；左右者，陰陽之道路也；水火者，陰陽之徵兆也；金木者，生成之終始也。氣有多少，形有盛衰，上下相召而損益彰矣。帝曰：願聞五運之主時也何如？鬼臾區曰：五氣運行，各終期日，非獨主時也。臣積考太始天元冊文曰：太虛寥廓，肇基化元，萬物資始，五運終天，布氣真靈，總統坤元，九星懸朗，七曜周旋，曰陰曰陽，曰柔曰剛，幽顯既位，寒暑弛張，生生化化，品物咸章。臣斯十世，此之謂也。帝曰：善。何謂氣有多少，形有盛衰？鬼臾區曰：陰陽之氣各有多少，故曰三陰三陽也形有盛衰謂五行之治各有太過不及也故其始也有餘而往不足隨之不足而往有餘從之知迎知隨氣可與期應天爲天符承歲爲歲直三合爲治帝曰上下相召奈何鬼臾區曰寒暑燥濕風火天之陰陽也三陰三陽上奉之木火土金水火地之陰陽也生長化收藏下應之天以陽生陰長地以陽殺陰藏天有陰陽地亦有陰陽木火土金水火地之陰陽也生長化收藏故陽中有陰陰中有陽所以欲知天地之陰陽者應天之氣動而不息故五歲而右遷應地之氣靜而守位故六朞而環會動靜相召上下相臨陰陽相錯而變由生也帝曰上下周紀其有數乎鬼臾區曰天以六爲節地以五爲制周天氣者

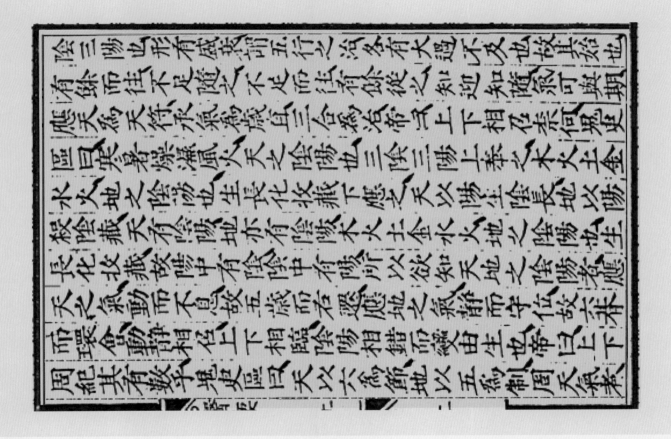

六朞為一備終地紀者五歲為一周君火以明相火以位五六相合而七百二十氣為一紀凡三十歲千四百四十氣凡六十歲而為一周不及太過斯皆見矣帝曰夫子之言上終天氣下畢地紀可謂悉矣余願聞而藏之上以治民下以治身使百姓昭著上下和親德澤下流子孫無憂傳之後世無有終時可得聞乎鬼臾區曰至數之機迫迮以微其來可見其往可追敬之者昌慢之者亡無道行私必得夭殃謹奉天道請言眞要帝曰善言始者必會於終善言近者必知其遠是則至數極而道不惑所謂明矣願夫子推而次之令有條理簡而不匱久而不絕易用難忘為之綱紀至數之要願盡聞之鬼臾區曰臣聞之甲己

之歲土運統之乙庚之歲金運統之丙辛之歲水運統之丁壬之歲木運統之戊癸之歲火運統之帝曰其於三陰三陽合之柰何鬼臾區曰子午之歲上見少陰丑未之歲上見太陰寅申之歲上見少陽卯酉之歲上見陽明辰戌之歲上見太陽巳亥之歲上見厥陰少陰所謂標也厥陰所謂終也厥陰之上風氣主之少陰之上熱氣主之太陰之上濕氣主之少陽之上相火主之陽明之上燥氣主之太陽之上寒氣主之所謂本也是謂六元曰天元紀

玉機真藏論 集內經

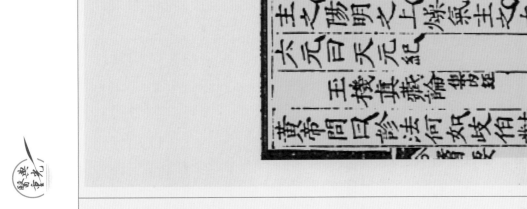

黃帝問曰診法何如岐伯對曰診法常以平旦陰氣未動陽氣

未散、飲食未進、經脉未盛、絡脉調勻、氣血未亂、故乃可診有過之脉、切脉動靜、而視精明、察五色、觀五藏有餘不足、六府強弱、形之盛衰、以此參伍、决死生之分、夫脉者血之府也。長則氣治。短則氣病。數則煩心。大則病進。上盛則氣高。下盛則氣脹。代則氣衰。細則氣少。濇則心痛。渾渾革至如涌泉。病進而色弊。緜緜其去如弦絕死。夫精明五色者。氣之華也。赤欲如白裹朱。不欲如赭。白欲如鵝羽。不欲如鹽。青欲如蒼璧之澤。不欲如藍。黃欲如羅裹雄黃。不欲如黃土。黑欲如重漆色。不欲如地蒼。五色精微象見矣。其壽不久也。夫五藏者中之守也。中盛藏滿。氣勝傷恐者。聲如從室中言。是中氣之濕也。言而微。終日乃復言者。此奪氣也。衣被不斂，言語善惡不避親踈者，此神明之亂也。倉廩不藏者，是門戶不要也。水泉不止者，是膀胱不藏也。得守者生，失守者死。夫五藏者，身之強也。頭者精明之府，頭傾視深，精神將奪矣。背者胷中之府，背曲肩隨，府將壞矣。腰者腎之府，轉搖不能，腎將憊矣。膝者筋之府，屈伸不能，行則僂附，筋將憊矣。骨者髓之府，不能久立，行則振掉，骨將憊矣。得強則生，失強則死。

帝曰：脉其四時動柰何？知病之所在柰何？知病之所變柰何？知病乍在內柰何？知病乍在外柰何？請問此五者，可得聞乎？岐伯曰：請言其與天運轉大也。萬物之外，六合之內，天地之變，陰陽之應，彼春之暖，為夏之暑，彼秋之忿，為冬之怒，四變之動，脉與之上下以春應中規夏應中矩秋應中衡冬應中權是故冬至四十五日陽氣微上陰氣微下夏至四十五日陰氣微上陽氣微下陰陽有時與脉爲期期而相失如脉所分分之有期故知死時微妙在脉不可不察察之有紀從陰陽始始之有經從五行生生之有度四時爲宜補寫勿失與天地如一得一之精以知死生是故聲合五音色合五行脉合陰陽是知陰盛則夢涉大水恐懼陽盛則夢大火燔灼陰陽俱盛則夢相殺毀傷上盛則夢飛下盛則夢墮甚飽則夢予甚飢則夢取肝氣盛則夢怒肺氣盛則夢哭短蟲多則夢聚衆長蟲多則夢相擊毀傷是故持脉有道虚靜爲保春日浮如魚之遊在波夏日在膚泛泛乎

萬物有餘秋日下膚蟄蟲將去冬日在骨蟄蟲周密君子居室故曰知内者按而紀之知外者終而始之此六者持脉之大法心脉搏堅而長當病舌卷不能言其耎而散者當消環自已肺脉搏堅而長當病唾血其耎而散者當病灌汗至令不復散發也肝脉搏堅而長色不青當病墜若搏因血在脅下令人喘逆其耎而散色澤者當病溢飲溢飲者渴暴多飲而易入肌皮腸胃之外也胃脉搏堅而長其色赤當病折髀其耎而散者當病食痺脾脉搏堅而長其色黄當病少氣其耎而散色不澤者當病足胻腫若水狀也腎脉搏堅而長其色黄而赤者當病折腰其耎而散者當病少血至令不復也帝曰診得心脉而急此病

形何如岐伯曰病名心疝少腹當有形也帝曰何以言之岐伯曰心爲牡藏小腸爲之使故曰少腹當有形也帝曰診得胃脉病形何如岐伯曰胃脉實則脹虚則泄帝曰病成而變何謂岐伯曰風成爲寒熱癉成爲消中厥成爲巔疾久風爲飧泄脉風成爲癘病之變化不可勝數帝曰平人何如岐伯曰人一呼脉再動一吸脉亦再動呼吸定息脉五動閏以太息命曰平人平人者不病也常以不病調病人醫不病故爲病人平息以調之爲法人一呼脉一動一吸脉一動曰少氣人一呼脉三動一吸脉三動而躁尺熱曰病溫尺不熱脉滑曰病風脉濇曰痺人一呼脉四動以上曰死脉絶不至曰死乍踈乍數曰死平人之常

氣稟於胃胃者平人之常氣也人無胃氣曰逆逆者死春胃微弦曰平弦多胃少曰肝病但弦無胃曰死胃而有毛曰秋病毛甚曰今病藏真散於肝肝藏筋膜之氣也夏胃微鉤曰平鉤多胃少曰心病但鉤無胃曰死胃而有石曰冬病石甚曰今病藏真通於心心藏血脉之氣也長夏胃微耎弱曰平弱多胃少曰脾病但代無胃曰死耎弱有石曰冬病弱甚曰今病藏真濡於脾脾藏肌肉之氣也秋胃微毛曰平毛多胃少曰肺病但毛無胃曰死毛而有弦曰春病弦甚曰今病藏真高於肺以行榮衛陰陽也冬胃微石曰平石多胃少曰腎病但石無胃曰死石而有鉤曰夏病鉤甚曰今病藏真下於腎腎藏骨髓之氣也胃之

絡名曰虛里貫鬲絡肺出於左乳下其動應衣脈宗氣也盛喘數絶者則病在中結而橫有積矣絶不至曰死欲知寸口太過與不及寸口之脈中手短者曰頭痛寸口脈中手長者曰足脛痛寸口脈中手促上擊者曰肩背痛寸口脈沉而堅者曰病在中寸口脈浮而盛者曰病在外寸口脈沉而弱曰寒熱及疝瘕少腹痛寸口脈沉而橫曰脇下有積腹中有橫積痛寸口脈沉而喘曰寒熱脈盛滑堅者曰病在外脈小實而堅者病在內脈小弱以濇謂之久病脈滑浮而疾者謂之新病脈急者曰疝瘕少腹痛脈滑曰風脈濇曰痺緩而滑曰熱中盛而緊曰脹脈從陰陽病易已脈逆陰陽病難已脈得四時之順曰病無他脈反

四時戊不間藏曰難已。臂多青脈曰脫血。尺脈緩澀謂之解㑊。安臥脈盛謂之脫血。尺澀脈滑謂之多汗。尺寒脈細謂之後泄。脈尺麤常熱者謂之熱中。肝見庚辛死。心見壬癸死。脾見甲乙死。肺見丙丁死。腎見戊己死。是謂真藏見皆死。頸脈動喘疾欬曰水。目裹微腫如臥蠶起之狀曰水。溺黃赤安臥者黃疸。已食如飢者胃疸。面腫曰風。足脛腫曰水。目黃者曰黃疸。婦人手少陰脈動甚者任子也。脈有逆從。四時未有藏形。春夏而脈瘦。秋冬而脈浮大。命曰逆四時也。熱而脈靜。泄而脫血脈實。病在中脈虛。病在外脈濇堅者。皆難治。命曰反四時也。人以水穀為本。故人絕水穀則死。脈無胃氣亦死。所謂無胃氣者。但得真藏脈。

不得胃氣也。所謂脉不得胃氣者。肝不弦腎不石也。太陽脉至洪大以長。少陽脉至乍數乍踈乍短乍長。陽明脉至浮大而短。夫平心脉來累累如連珠。如循琅玕曰心平。夏以胃氣為本。病心脉來喘喘連屬其中微曲曰心病。死心脉來前曲後居如操帶鈎曰心死。平肺脉來厭厭聶聶。如落楡莢曰肺平。秋以胃氣為本。病肺脉來不上不下。如循雞羽曰肺病。死肺脉來如物之浮如風吹毛曰肺死。平肝脉來耎弱招招。如揭長竿末梢曰肝平。春以胃氣為本。病肝脉來盈實而滑。如循長竿曰肝病。死肝脉來急益勁如新張弓弦曰肝死。平脾脉來和柔相離。如雞踐地曰脾平。長夏以胃氣為本。病脾脉來實而盈數。如雞擧足曰

脾病死脾脉來銳堅如烏之喙如鳥之距如屋之漏如水之流
曰脾死平腎脉來喘喘累累如鉤按之而堅曰腎平冬以胃氣
爲本病腎脉來如引葛按之益堅曰腎病死腎脉來發如奪索
辟辟如彈石曰腎死帝曰春脉如弦何如而弦岐伯曰春脉者
肝也東方木也萬物之所以始生也故其氣來耎弱輕虛而滑
端直以長故曰弦反此者病帝曰何如而反岐伯曰其氣來實
而强此謂大過病在外其氣來不實而微此謂不及病在中帝
曰春脉大過與不及其病皆何如岐伯曰大過則令人善忘忽
忽眩冒而巔疾其不及則令人胸痛引背下則兩脇胠滿帝曰
善夏脉如鉤何如而鉤岐伯曰夏脉者心也南方火也萬物之

所以盛長也故其氣來盛去衰故曰鉤反此者病帝曰何如而
反岐伯曰其氣來盛去亦盛此謂大過病在外其氣來不盛去
反盛此謂不及病在中帝曰夏脉大過與不及其病皆何如岐
伯曰大過則令人身熱而膚痛爲浸淫其不及則令人煩心上
見欬唾下爲氣泄帝曰善秋脉如浮何如而浮岐伯曰秋脉者
肺也西方金也萬物之所以收成也故其氣來輕虛以浮來急
去散故曰浮反此者病帝曰何如而反岐伯曰其氣來毛而中
央堅兩傍虛此謂大過病在外其氣來毛而微此謂不及病在
中帝曰秋脉大過與不及其病皆何如岐伯曰大過則令人逆
氣而背痛慍慍然其不及則令人喘呼吸少氣而欬上氣見血

病音帝曰善冬脉如營何如而營岐伯曰冬脉者腎也北
也萬物之所以合藏也故其氣來沉以搏故曰營反此者
曰何如而反岐伯曰其氣來如彈石者此謂大過病在外
如數者此謂不及病在中帝曰冬脉大過與不及其病皆
何如岐伯曰大過則令人解㑊脊脉痛而少氣不欲言其不及
則令人心懸如病飢䏚中清脊中痛少腹滿小便變帝曰善帝
曰四時之序逆從之變異也然脾脉獨何主岐伯曰脾脉者土
也孤藏以灌四傍者也帝曰然則脾善惡可得見之乎岐伯曰
善者不可得見惡者可見帝曰惡者何如可見岐伯曰其來如
水之流者此謂大過病在外如鳥之喙者此謂不及病在中帝

曰夫子言脾爲孤藏中央土以灌四傍其大過與不及其病皆何如岐伯曰大過則令人四支不舉其不及則令人九竅不通名曰重強帝瞿然而起再拜而稽首曰善吾得脉之大要天下至數五色脉變揆度奇恒道在於一神轉不廻廻則不轉乃失其機至數之要迫近以微著之玉版藏之藏府每旦讀之名曰玉機

靈蘭秘典論 出內經

黄帝問曰願聞十二藏之相使貴賤何如岐伯對曰悉乎哉問也請遂言之心者君主之官也神明出焉肺者相傅之官治節出焉肝者將軍之官謀慮出焉膽者中正之官决斷出焉膻中

者臣使之官喜樂出焉脾胃者倉廩之官五味出焉大腸者傳
道之官變化出焉小腸者受盛之官化物出焉腎者作強之官
技巧出焉三焦者決瀆之官水道出焉膀胱者州都之官津液
藏焉氣化則能出矣凡此十二官者不得相失也故主明則下
安以此養生則壽歿世不殆以為天下則大昌主不明則十二
官危使道閉塞而不通形乃大傷以此養生則殃以為天下者
其宗大危戒之戒之至道在微變化無窮孰知其原窘乎哉消
者瞿瞿孰知其要閔閔之當孰者為良恍惚之數生於毫氂毫
氂之數起於度量千之萬之可以益大推之大之其形乃制黃
帝曰善哉余聞精光之道大聖之業而宣明大道非齋戒擇吉

日不敢受也黄帝乃擇吉日良兆而藏靈蘭之室以傳保焉

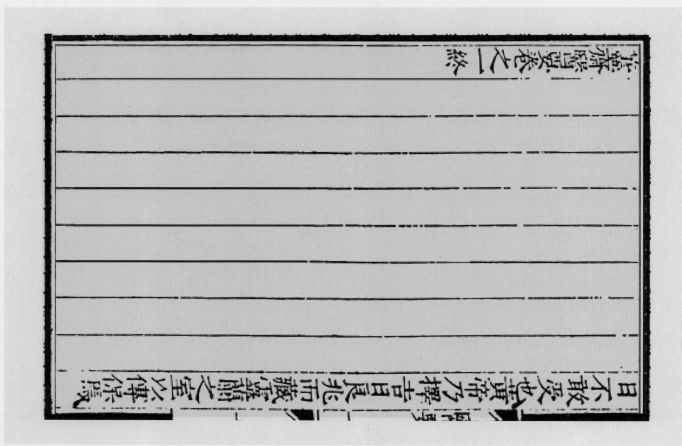

藎齋醫要卷之一終

蓋齋醫要卷之二

蓋齋醫要圖説

醫要有圖之集亦祇取其便覽耳蓋圖之所載首以歲運繼以經脉二者固先賢成論俟寓也若泛而覩之則初學有莫知其所謂者今皆條分縷析而界之以圖則一舉目之間可以因圖類悟而若覩黑白矣況茲實爲醫家至要人欲識取病機未有能舍之者也故仲景云治病不知歲運如涉海問津不知經脉如觸途冥行是知歲運經脉固爲醫家之要而若圖又所以爲便覽之要也人能因其便覽之要引而伸之觸類而長之則醫家之要亦思過半矣予故敘其圖於左更類分爲二卷云

司天在泉圖

陽明 司天 燥金 卯 酉 少陰 在泉 君火	少陰 司天 君火 子 午 陽明 在泉 燥金
太陽 司天 寒水 辰 戌 太陰 在泉 濕土	太陰 司天 濕土 丑 未 太陽 在泉 寒水
厥陰 司天 風木 巳 亥 少陽 在泉 相火	少陽 司天 相火 寅 申 厥陰 在泉 風木

經云先立其年以明其氣是知司天在泉上見下臨爲其始也如子午外酉陰陽互换六氣在其中矣勝復之理補瀉之法可從而推之

訣曰

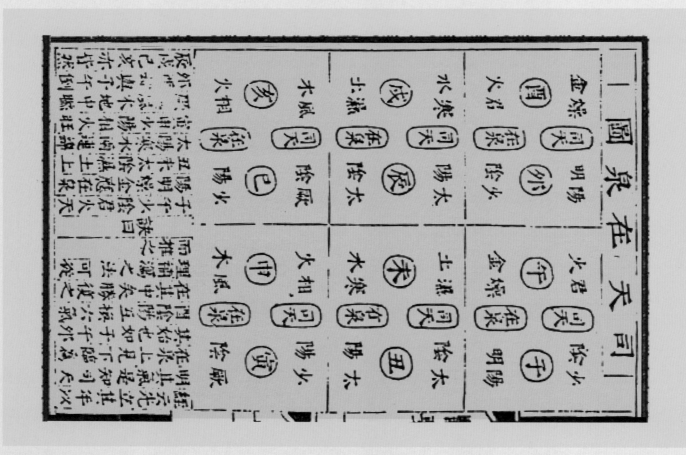

子午少陰君火天
陽明燥金應在泉
丑未太陰濕土上
太陽寒水雨連綿
寅申少陽相火旺
厥陰風木地中臨
卯酉却與子午倒
辰戌巳亥亦皆然

五運六氣　　醫要十二

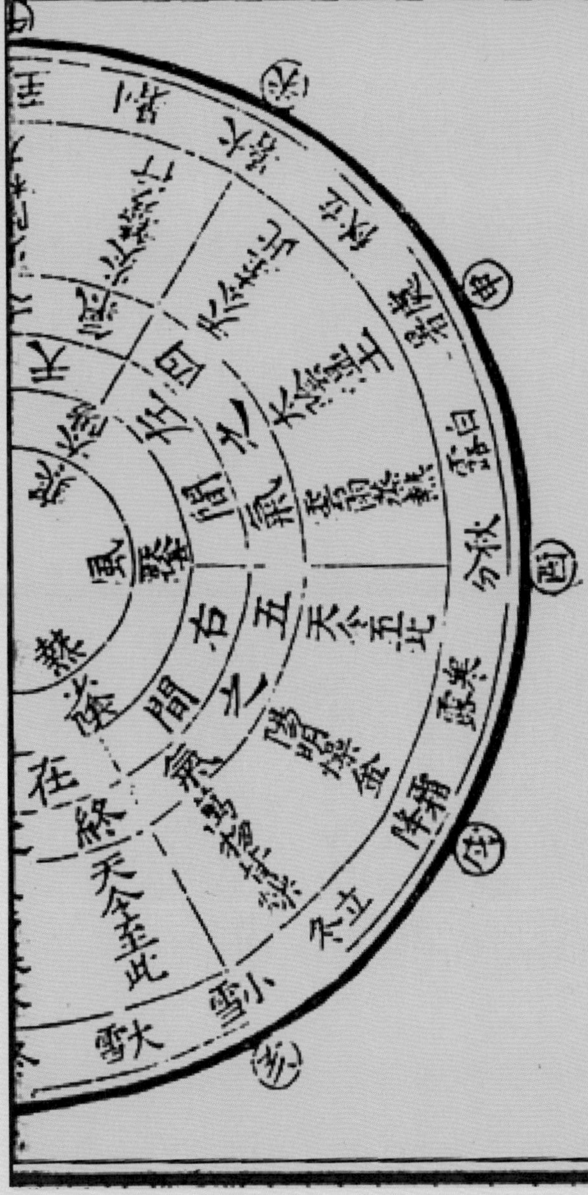

樞要之圖

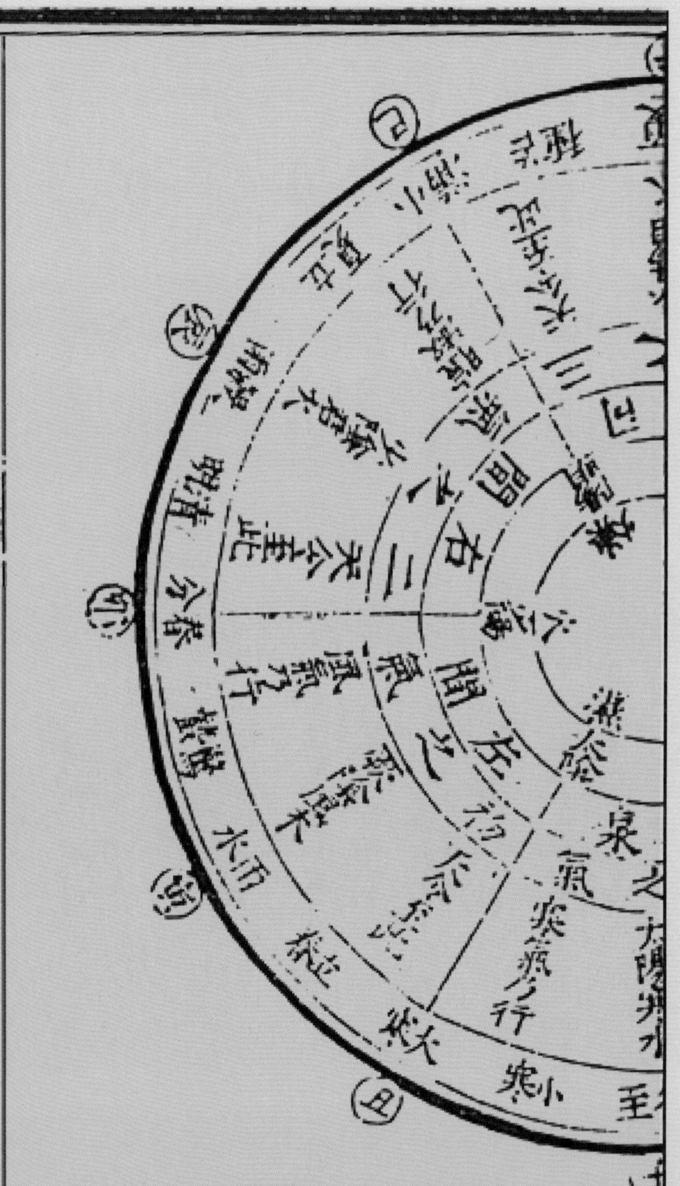

同天符同歲會之圖

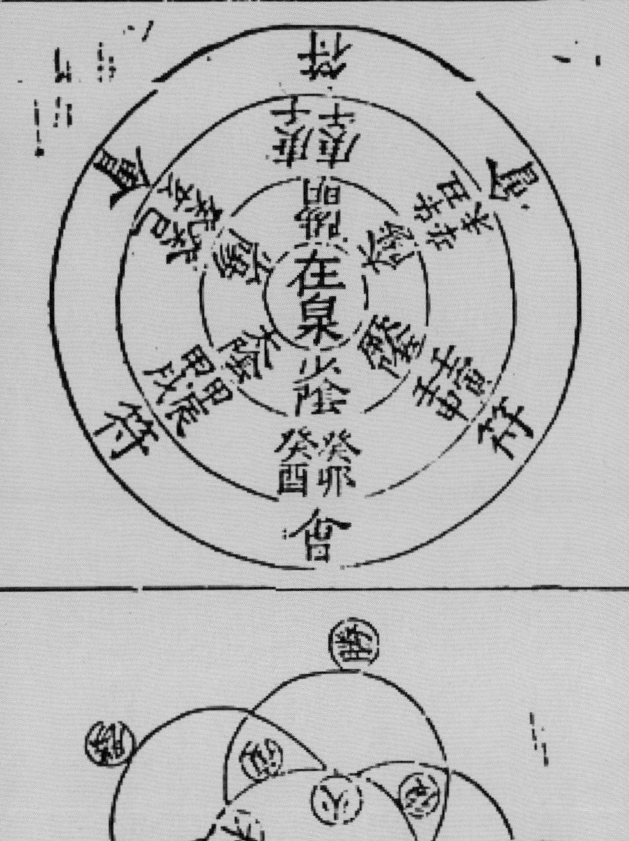

勝復之圖

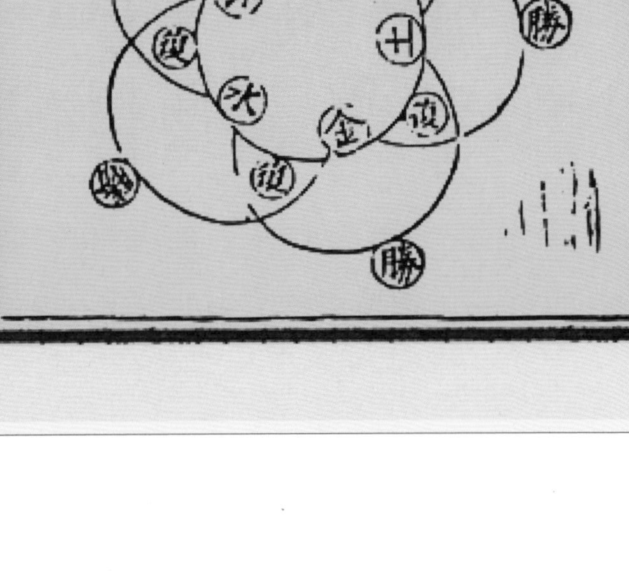

五運六氣總論 集內經

天分五氣地列五行上經於列宿下合於方隅故丹天之氣經于牛女奎壁臨于戊癸之位故戊癸歲爲火運黅天之氣經于心尾角軫臨于甲己之位故甲己歲爲土運素天之氣經于亢氐昴畢臨于乙庚之位故乙庚歲爲金運玄天之氣經于張翼婁胃臨于丙辛之位故丙辛歲爲水運蒼天之氣經于危室柳鬼臨于丁壬之位故丁壬歲爲木運此五運所經二十八宿與十二支位以紀五天之氣而立乎金木水火土五運以應之然運有五氣有六以君火相火之化也六氣之化者謂寒暑燥濕風火也乃天之六氣然後三陰三陽上奉之然六氣曰主曰客

司天在泉有寒暑燥濕風火之化爲主者雖千載亦不易爲客者六歲復會何謂主自斗建丑正至卯之中則是大寒至驚蟄之末六十日有奇厥陰木爲風化用事風氣流行陽氣發動萬物發生以應春此初氣主也自斗建卯至巳之中則是春分至立夏之末六十日有奇少陰君火爲熱化用事暄淑乃行君德之象不司炎暑以應夏此二氣主也自斗建巳正至未之中則是小滿至小暑之末六十日有奇少陽相火暑化用事司天之位炎暑乃行以應長夏此三氣主也自斗建未正至酉之中則是大暑至白露之末六十日有奇太陰土濕化用事雲雨乃行此四氣主也自斗建酉正至亥之中則是秋分至立冬之末六十

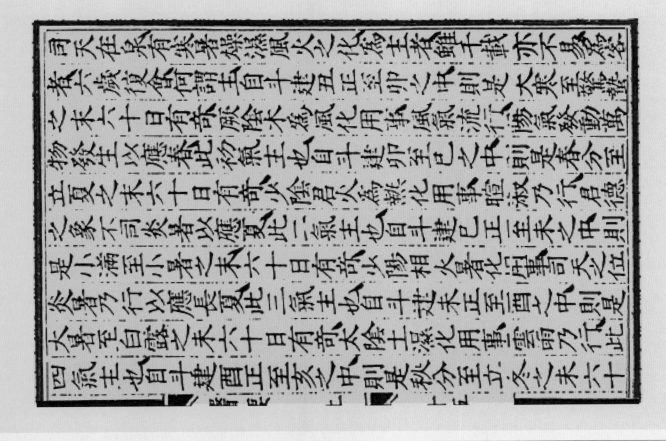

日有奇陽明金燥化用事清京乃行此五氣主也自斗建亥正至丑之中則是小雪至小寒之末六十日有奇太陽水寒化用事在泉之位嚴凝乃行終氣主也曆法五日爲候三候爲氣六氣爲時一歲二十四氣七百二十氣爲三十年一千四百四十氣爲六十年太過不及斯可見矣且經曰顯明之右君火之位君火之右退行一步相火治之復行一步土氣治之復行一步金氣治之復行一步水氣治之復行一步木氣治之一步凡六十日有奇六六三百六十日春温夏熱秋凉冬寒以成一歲之令千載而一則此主氣之常也故曰地氣靜而守位何謂客子午之歲少陰司天丑未之歲太陰司天寅申之歲少陽司天卯

酉之歲陽明司天辰戌之歲太陽司天巳亥之歲厥陰司天以客加主而推其變故曰天氣動而不息其六氣之原則同六氣之緒則異何也蓋天之氣始於少陰而終於厥陰地之氣始於厥陰而終於太陽是故當其時而行變之常也非其時而行變之災也故月令有所謂春行夏秋冬之令冬行春夏秋之令此客加主之變也故有德化政令之常有暴風疾雨迅雷飄雷之變冬有爍石之熱夏有淒風之清此無他天地之氣勝復鬱發之致也是說也五氣麗乎太過不及之徵也又有所謂平氣者故有天符歲會同天符同歲會太一天符凡五者所謂敷和升明備化審平靜順之紀何謂天符如木運上見厥陰運與司天

合也何謂歲會如木運臨寅卯火運臨巳午運與年辰合也何謂太一天符火運上見少陰年辰臨午之類至於同天符同歲會以太過下加而然如木運太過下加厥陰曰同天符火運不及下加少陰少陽之類曰同歲會素問六微旨論曰天符爲執法歲位爲行令太一天符爲貴人邪之中執法者其病速而危中行令者其病徐而持中貴人者其病暴而死惟有歲氣之平天地之氣得其中則民無災變然災變之異因自前五者而然又有所謂勝復而致變者如木運不及則金勝火爲木之子復能勝金則肺反受邪土運不及則木勝金爲土之子復能勝木則肝反受邪如是之類是謂勝復之往子爲母復讎也何謂從

氣如甲己化土，以甲己起丙寅，數至戊辰，辰爲龍，龍有變化之象，戊爲土，故甲己化土，餘倣此。何謂正化對化？玄珠曰：六氣分正化對化，厥陰正司於亥，對化於巳；少陰正司於午，對化於子；太陰正司於未，對化於丑；少陽正司於寅，對化於申；陽明正司於酉，對化於卯；太陽正司於戌，對化於辰。正司化令之實。對司化令之虛。爲醫之道，須明運氣，運氣之旨，有太過，有不及，有陰陽相乘，有勝有復，若夫脉與氣應則平，故曰從其氣則和，違其氣則病，然有未至而至，至而不至，難以一言括，在乎參之而已。是書也，盖本素問、靈樞及運氣論與圖說，後以廣平程氏括例類編歸一，擴而充之，增入精微指要，至於勝復論，新詳註解備載

逐日司天加臨民病一遵仲景方法治之兹特論其大畧云

運氣起例歌

五運歌

甲己土運乙庚金　丁壬木運盡成林
丙辛水運分清濁　戊癸南方火焰侵

六氣歌

子午君火是少陰　丑未濕土太陰臨
寅申少陽相火位　卯酉陽明燥金
巳亥厥陰風木是　辰戌太陽寒水侵
天地六氣自然數　支上排輪仔細尋

逐年五運歌

大寒木運始行初　清明前三火運居

芒種後三土運是　立秋後六金運推

立冬後九水運伏　周而復始萬年如

逐年六氣歌

大寒厥陰氣之初　春分君火二之隅

小滿少陽分三氣　太陰大暑四相呼

秋分陽明五之位　太陽小雪六之餘

逐年主氣歌

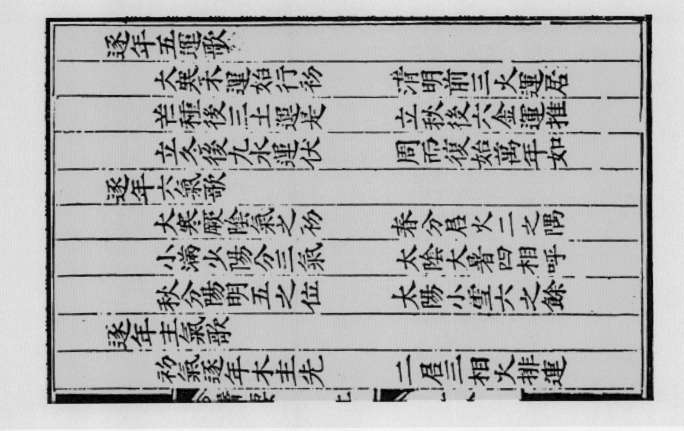

初氣逐年木主先　二君三相火排連

四來是土常爲主　五氣金星六水天

逐年客氣歌

每年退二是客鄉　上臨實數下臨方
初中六氣排輪取　主客與衰定弱强

五運受病起例歌

甲己化土未爲期　乙庚金運酉中知
丙辛水運從子上　丁壬木運卯中隨
戊癸火運元居午　五運皆同旺處推
丑命生人子日病　順數見午少陰居

右具運氣起例歌七

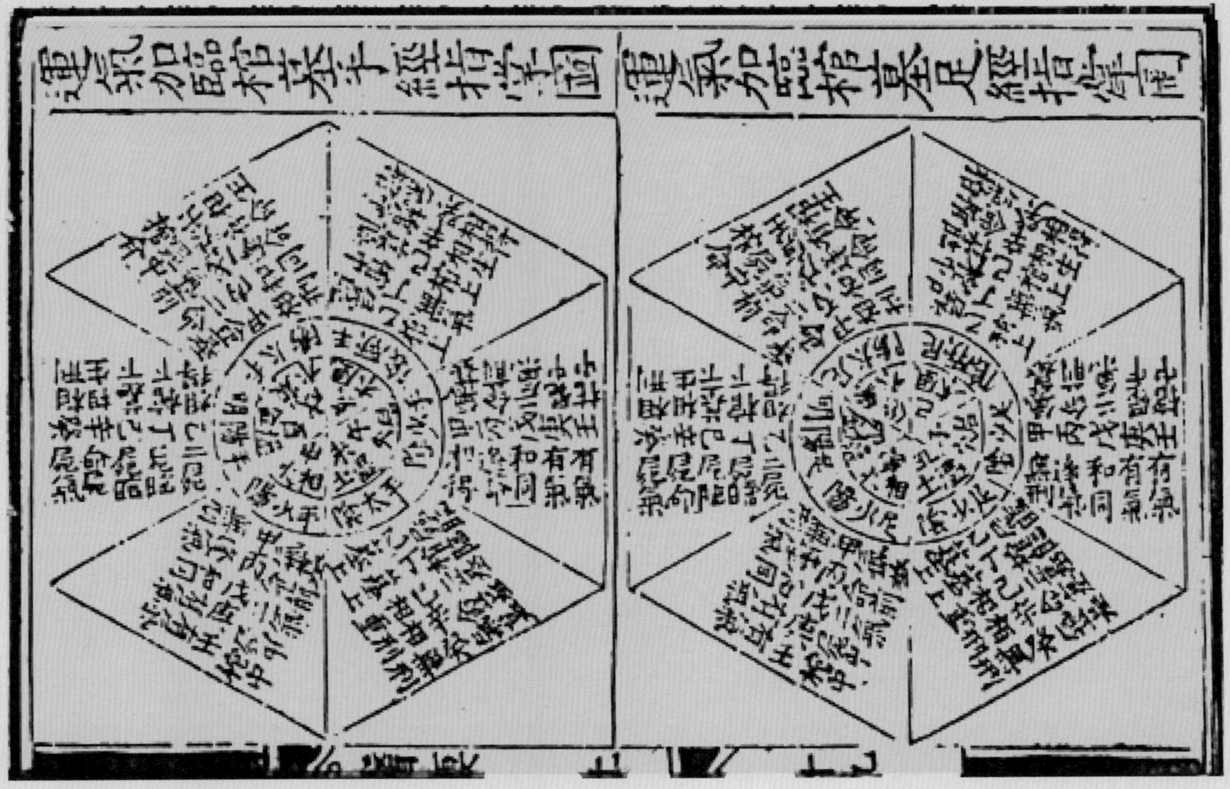
運氣加臨棺墓手經指掌圖
運氣加臨棺墓足經指掌圖

棺墓名例

甲巳墓土　乙庚屍金　丙辛命水　丁壬棺木　戊癸氣火

一木棺中無氣木火棺中有氣木土棺臨墓上木金屍臨棺下木水棺命相生〇二火二氣和同火木氣棺相得火土氣墓無刑火金屍氣相刑火水氣前逢命〇二土兩墓相重土木墓臨棺上土火氣墓相得土金屍臨墓下土水墓命相刑〇二金二屍相得金木屍臨棺上金火屍中有氣金土屍臨墓土金水屍中有命〇二水兩命和同水木棺命相生水火命前逢氣水土命墓相刑水金命屍相生

棺墓總例歌

木土棺臨墓上知　屍臨墓下土金歸
二木棺中無氣止　金水屍中有命隨
火水氣前逢命者　金火屍中有氣微
木火棺中生有氣　屍臨棺下木金危
水火命前逢氣可　土木逢之不可推
墓臨棺上多應死　屍臨棺下救時遲
金土屍來臨墓上　病人危困不須疑
屍向棺頭金木位　患家猶自好求醫

五虎元建歌

甲巳日干起丙寅　乙庚之日戊寅眞

丙辛却從庚上數　丁壬壬字順行程
戊癸元知尋甲起　五虎建元貫古今

棺墓起例訣

假如辰年生人甲子日得病子日陽支從前第三位寅上加年命辰字順數至司天子上見寅寅係足少陽火將此火爲用又以五虎元建甲日起丙寅亦順數至子上見丙丙化水火爲氣水爲命此乃有氣有命其人雖病不死又如亥年生人癸丑日得病丑日陰支從前第五位巳上加年命亥字順數至司天丑上見未未係太陰土將此土爲用又以癸日起甲寅亦順數至丑上見乙乙化金土爲墓金爲屍是爲屍臨墓下其人得病必至於死也

五運時行民病脉病圖

五運六氣乃天地陰陽運行升降常道也天有六氣人以三陰三陽而上奉之地有五行人以五藏五府而下應之五運流行則有太過不及六氣升降則有逆從勝復凡不合於德化政令者則有災眚皆隨人藏氣爲病謂之時氣與感冒中傷天行疫沴不同前聖知天地有餘不足違戾之氣民病所感各以五味所勝調和以平爲期

丁壬歲氣木化圖

六丁歲木小及

天時　歲氣燥氣乃行生氣不政京雨時至風雲並興草木晚榮物秀而實

地氣　民病肝木受邪病則胠脇滿小腹痛腸鳴溏泄

肺金勝肝木火爲木子來復克金反寒濕瘡瘍疿胗癰痤

六壬歲木太過

天時　歲氣風氣流行生氣淳化万物以榮甚者震拉摧拔

地氣　民病脾土受邪病飧泄食減體重腸鳴腹痛脇滿

肝木克脾土金爲土子來復勝木反脇痛而吐甚衝陽絶者死

戊癸歲氣火化圖

六戊 歲火太過

天時 歲氣陰氣內化其變則炎烈沸騰

地氣 民病肺金受邪發瘧少氣喘咳血溢泄瀉胸脇滿身熱背骨痛

心火克肺金水為金子來復報勝火反狂言血溢泄瀉甚則太淵絕死

六癸 歲火不及

天時 歲氣寒乃盛行火令不政物生不長陽氣屈伏蟄蟲早藏

地氣 民病心火大邪胸脇肩背痛鬱冒蒸瘡肆痛

腎水勝心火土為火子來復報克腎反乘中泄注腹滿手痺

甲己歲氣土化圖

六甲 歲土太過

天時 歲氣雨濕流行至晚內有物化充成其黃黑霧濕蒸潰

地氣 民病腎水受克腹脹滿體重甚則中滿足痿腳痛四支不舉

脾土克腎水木為水子來復克土反濡泄甚則太谿絕者死

六己 歲土不及

天時 歲氣風爽大作雨乃愆期草木秀而不實

地氣 民病脾土受邪飧泄霍亂體重腹痛肌肉瞤酸

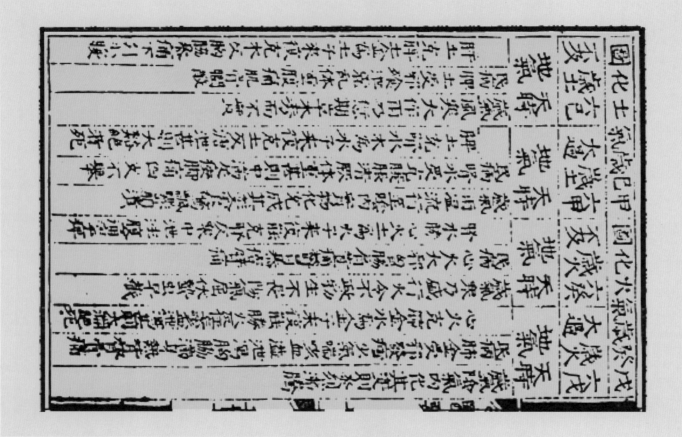

肝木克脾土金為土子來復克木反胸脇暴痛下引小腹

乙庚歲氣金化圖

六乙歲金不及	
天時	歲氣炎火盛行生氣乃用爍石流金
地氣	民病肺金受邪肩背瞀重鼽嚏血便注下
	心火亢肺金水為金子水來復陰厥上行心腦頂痛發熱口瘡

六庚歲金太過	
天時	歲氣燥行天氣收斂清氣明湯氣隨降肅殺凋零
地氣	民病肝木受邪兩脇痛引小腹目赤身重耳聾甚則喘逆肩背尻脉痛
	肺金亢肝木火為木子來復克金反心痛脇痛咳逆太衝絕死

丙辛歲氣水化圖

六丙歲水太過	
天時	歲氣天地寒凝其變冰霜雪雹
地氣	民病心火受邪熱燥陰厥甚則腹脹脛腫喘咳
	腎水亢火脾為火子來復克水反溏泄甚則神門絕者死

六辛歲水不及	
天時	歲氣水泉減草木茂
地氣	民病腎水受邪腫重泄瀉腰膝痛陰厥跗腫腎氣不行
	脾土亢水木為水子來復克土反面色時變筋骨肉瞤瘛心腹痛

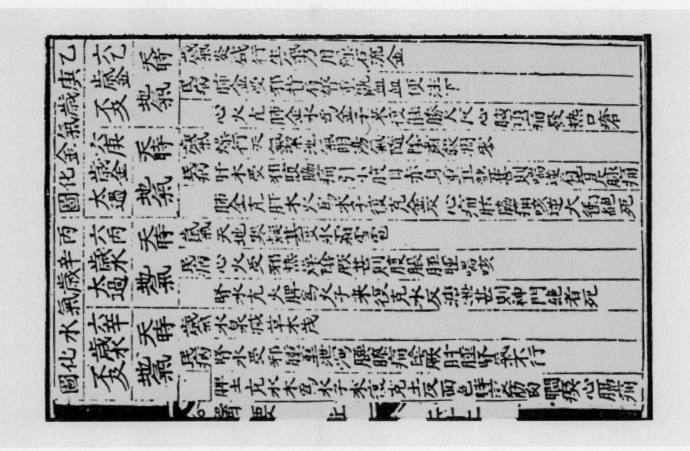

六氣時行民病脉病圖

夫陰陽升降在天在泉上下有位左右有紀地理之應標本不同氣應異象逆順變生太過不及悉能病人皆天氣運動之所為也但推之曆日依節交氣此乃地之陰陽靜而守位者常為每歲之主氣曰地氣又曰本氣其寒暑燥濕風火者六氣之常紀也氣應之不同者又有天之陰陽動而不息者輪行而居主氣之上曰天氣又曰客氣乃行歲中天命其所至則又有寒暑燥濕風火之化主氣則祗奉客之天命客勝則從主勝則逆二者有勝而無復矣今先次地理本氣然後以天氣加臨為標隨氣主治則悉見病源矣

後具

地理本氣圖一　天氣本氣圖六

本氣圖

大寒至春分	厥陰風木為一主氣 風氣流行萬物發生
小暑至大暑	少陰相火為三主氣 菪化用事炎暑乃行
秋分至小雪	陽明燥金為五主氣 燥化用事清凉乃行
春分至小滿	少陰君火為二主氣 君德之象不司炎暑
大暑至秋分	太陰濕土為四主氣 濕化用事雲雨蒸濕
小雪至大寒	太陽寒水為六主氣 寒化用事嚴凝乃行

凡一氣所管六十日八十七刻半上以天之六氣臨御觀其逆從以藥調和使上下合德無相奪倫此天地之紀綱變化之淵源不可不深明之蓋天氣始於少陰終於厥陰經曰少陰所謂標厥陰所謂終也地氣始於厥陰終於太陽經曰顯明之右君火之位者其緒是也所謂六氣之原則同六氣之緒則異不同之緒乃天真坤元二氣相因而成也

太陽司天　辰戌歲氣交化圖　太陰在泉

初氣少陽火加厥陰木　天時氣早暖瘟疫至民病身熱頭疼嘔吐肌腠瘡瘍

二氣陽明金加少陰火　天時天涼及至火氣遂抑民病氣鬱中滿風腫

三氣太陽水加少陽火　天時寒熱不時熱爭氷雹民病癰疽泄下心悶吐利

四氣厥陰木加太陰土　天時風濕交爭風雨摧拔民病大熱足痿赤白成痢

五氣少陰火加陽明金　天時溫熱而寒客行主令民病血熱妄行肺氣癰

終氣太陰土加太陽水　天時濕令行凝陰寒雪冷民病孕死脾濕肺肚腎衰

治用甘溫以平水酸苦以補火抑其運氣扶其不勝

陽明司天　卯酉歲氣交化圖　太陰在泉

初氣太陰土加厥陰木　天時陰凝氣肅水乃氷寒民病熱脹浮腫嘔吐小便赤淋

二氣少陽火加少陰火　天時涼風間發大熱早行民病疫癘大至善暴死

三氣陽明金加少陽火　天時燥熱交合涼風間發民病上逆下冷瘧利心悶

四氣太陽水加太陰土　天時早秋寒雨害物民病寒熱仆妄言心痛癰瘍便血

五氣厥陰木加陽明金　天時春令反行草木盛生民病氣和熱行面浮上逆

終氣少陰火加太陽水　天時氣候反溫蟄虫出民病大邪溫毒李否發欬

治用鹹寒以抑火辛苦以助金汗之消之散之安其運氣

司天少陽

寅申歲氣火化圖

厥陰在泉

初氣少陰火加厥陰木 天時熱風傷人時氣流行民病血溢目赤血崩脇滿

二氣太陰土加少陰火 天時時雨至火反欝民病熱欝咳逆嘔吐頭疼

三氣少陽火加少陽火 天時炎熱溼化大旱民病聾瞑血溢喉痹目赤

四氣陽明金加太陰土 天時凉風至炎暑未去民病身重中滿脾寒泄瀉

五氣太陽水加陽明金 天時陽去寒來雨降木凋民病骨痿目赤痛

終氣厥陰木加太陽水 天時地氣正寒雨生鱗虫民病閉節不禁心痛

治法鹹寒平其上辛温治其內酸滲之泄之漬之發之

司天太陰

丑未歲氣溼化圖

太陽在泉

初氣厥陰木加厥陰木 天時大風發榮民病血溢筋強閉節不利身重筋痛

二氣少陰火加少陰火 天時大火行令溼蒸相搏瘟疫盛行民病遠近咸若

三氣太陰土加少陽火 天時雷雨電地氣騰溼氣降民病身重胕腫胸滿

四氣少陽火加太陰土 天時炎熱沸騰溼化不流民病腠理熱血溢瘧臚脹

五氣陽明金加陽明金 天時大凉霜早降寒及体民病皮膚寒

終氣太陽水加太陽水 天時大寒凝冽民病關節禁固腰脽痛

治用酸以平其上以苦燥之溫之甚則發泄之

少陰司天

子午歲氣熱化圖

陽明在泉

初氣太陽水加厥陰木　天時寒風切冽霜雪水冰民病關節禁固腰脽痛瘡瘍

二氣厥陰木加少陰火　天時風雨時寒民病淋氣鬱於上而熱令人目赤

三氣少陰火加少陽火　天時大火行熱氣生民病淋氣鬱於上而熱令人目赤

四氣太陰土加太陰土　天時大雨時行寒

五氣少陽火加陽明金　天時溫氣乃至初冬尤暖民病康安伏邪於春為瘧

終氣陽明金加太陽水　天時燥寒勁切火尚恣毒寒暴至民病上腫咳喘血溢

治用鹹以平其上苦熱以治其內鹹以耎之苦以發之酸以收之

厥陰司天

巳亥歲氣風化圖

少陽在泉

初氣陽明金加厥陰木　天時寒始肅殺氣方至民病寒居右脅氣滯脾虛

二氣太陽水加少陰火　天時寒不去霜雪水殺氣施化民病熱中氣血不升降

三氣厥陰木加少陽火　天時風雨大作雨生羽蟲民病淚出耳鳴掉眩

四氣少陰火加太陰土　天時熱氣反用暴雨溽溼民病心受邪黃疸胕腫

五氣太陰土加陽明金　天時燥溼更勝風雨乃行民病寒氣客體風邪為瘧

終氣少陽火加太陽水　天時畏火司令陽乃化民病溫濕心腎相制

治用辛涼平其上鹹寒調下畏火之氣無妄犯之

診候六脉之式圖

主七分行陽二十五度以候
六淫之爲外所因
寒暑燥溼風熱皆爲
外傷有餘之證

左關前一分爲人迎

人迎

左

寸 關 尺

陽生於尺動於寸三陽從地長也

(寸)陽六分爲陽九分

(關)陽三分

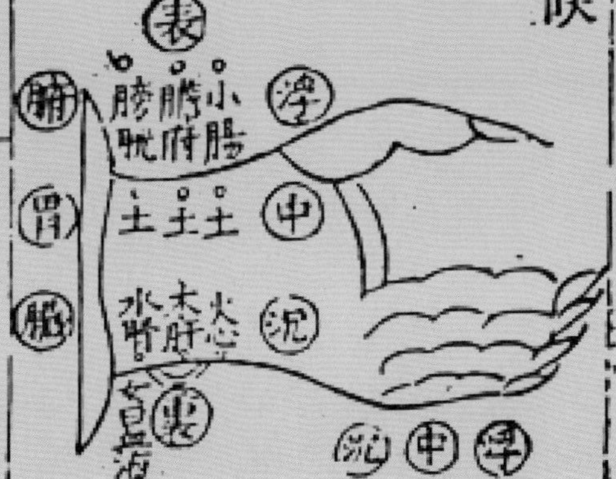

寸上一分爲魚際

(浮)取之爲腑脉
(中)得之緩者爲胃氣
(沉)得之爲臟脉

手少陰
足厥陰風木
足少陰君火

寸口脉之大會五藏六府之終始

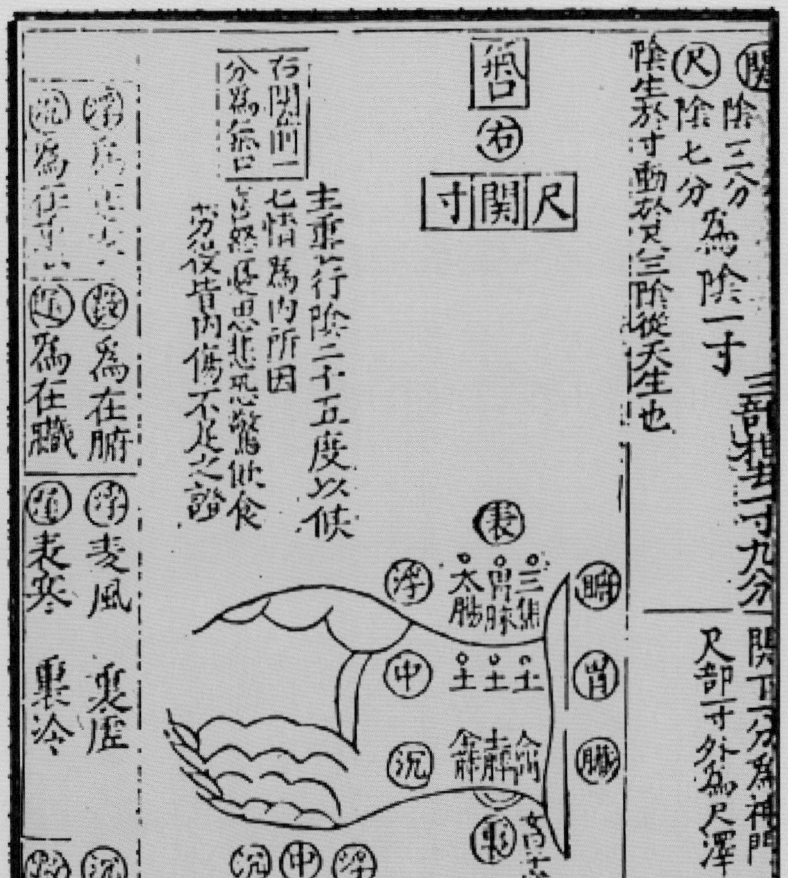

陽 陰三分
尺 陰七分 為陰一寸
陰生於寸動於尺 陰從天生也
三部共三寸九分
關下一分為神門
尺部寸外為尺澤
關者陰陽之會
尺者性命之根
右
尺關寸
右關前一分為氣口
主乖行陰二十五度以候
七情為內所因
喜怒憂思悲恐驚 饑飽食
勞役皆內傷不足之證
表
浮 為在腑
為在臟
浮 表風 裏虛
表寒 裏冷
沉 表濕 裏實
表熱 裏燥
浮 中 沉
三焦 胃脉 太陽
主 主 主
命門 心 肺
於皮膚間得
於肉間得
於筋骨間得
手厥陰
足太陰
手太陰

三部九候圖

人有三部部有三候各有天各有地各有人三

九候之氣 | 三部 | 九候之脉

天候頭角
人候耳目
地候口齒

上部法天(寸)陽 心肺

浮 心肺 俱浮
中 脾胃 不浮不沉
沉 肝腎 俱沉

上部主胸之上至頭之有疾也

天候肺
人候心
地候胸中

中部法人(關)陰陽(脾)

浮 心肺 俱浮
中 脾胃 不浮不沉
沉 肝腎 俱沉

中部主膈中以下至臍之有疾也

天候肝
人候脾胃
地候腎

下部法地(尺)陰腎

浮 心肺 俱浮
中 脾胃 不浮不沉
沉 肝腎 俱沉

下部主臍以下至足之有疾也

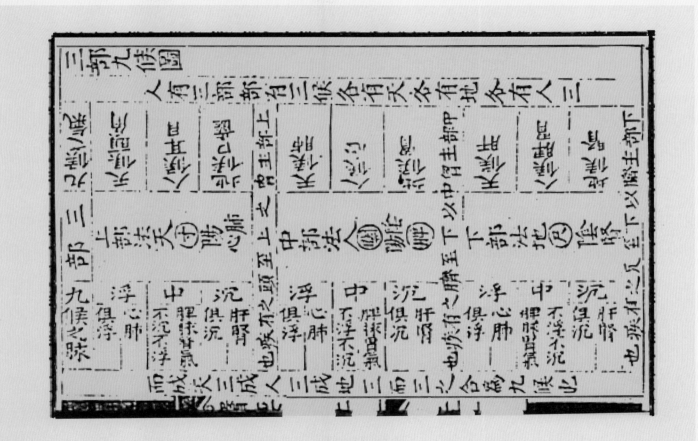

而成天三成人三成地三而三之合為九候也

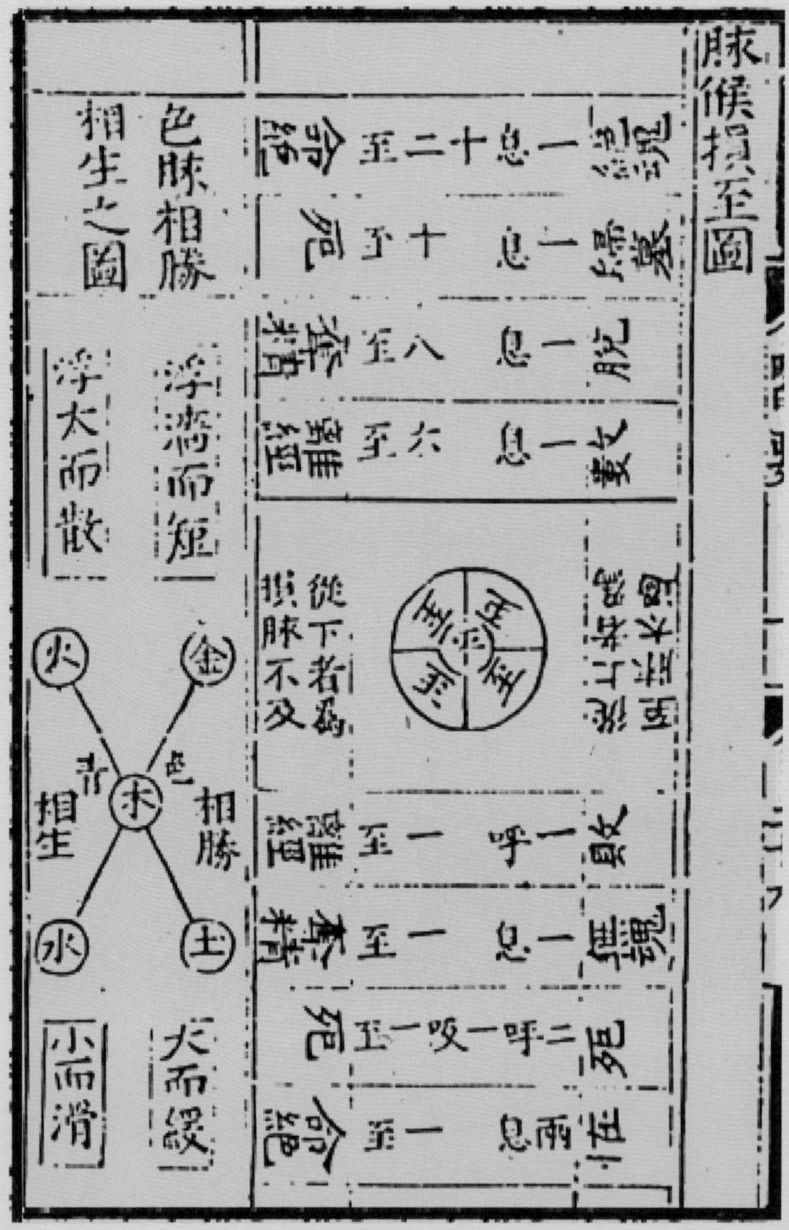

脉候損至圖
一息十二至
命絶
一息十至
死
脫
一息八至
奪精
數
一息六至
離經
從下者為
損脉不及
敗
一呼一至
離經
一息一至
奪精
死
二呼一至一吸一至
死
兩息一至
命絶
色脉相勝
相生之圖
浮太而散
浮濇而短
火
金
木
水
土
相生
相勝
大而緩
小而滑

脉訣指要

七表脉　浮　芤　滑　實　弦　緊　洪

八裏脉　微　沉　緩　濇　遲　伏　濡　弱

七表　浮按不足舉有餘芤脉中虛兩畔居滑脉如珠中有力實形幅幅與長俱
弦如始按弓弦狀緊若牽繩轉索初洪來按之皆極大此爲七表腑間途

八裏　微來如有又如無沉縣都無按有餘遲緩息間三度至濡來散止細仍虛
伏須切骨沉相似弱軟而沉指下圖濇脉如刀輕刮竹分明八裏臟同居

寸口表　寸浮中風頭發痛芤主積血在胸中滑必知其多嘔逆實主寒熱定其蹤
弦處胷門生急痛洪來熱悶入心宮

寸口裏　微脉苦寒并痞逆沉寒痰飲在心胷
緩多背項肩疼痛濇見胷氣血痺風遲寒心胷多寒氣伏則胷當積氣攻
濡定汗多無氣弱弱虛陽道汗淋漓緊頭痛至心胷滿表裏方知寸口窮

關　關浮虛脹仍殘泄脈芤有血隨大便次滑胃實多嘔逆逢實腹滿如鼓然
中　若弦中冷小腹痛若緊還知心痛纏大洪脾熱加嘔逆統微心冷氣相連
表　或沉中脘有虛積緩即筋疼臟毒鮮見濡血敗多腫痛如遲不食吐寒症
裏　遲伏水氣并溏泄在濡中州虛冷焉又弱胃中有虛熱表裏須知關脈全
尺　尺脈浮時澀大腸背裏芤即血便黃便赤滑經血不利赤澁管尿無繇防
中　陰位弦兮為脈痛連臍緊急痛難當尿便洪甚作有血血小微微下痢濂
表　腰則沉遲寒數熱脈來緩者氣風僵股冷濡時小便數白濁遲遲寒在腸
裏　閉後伏冷疝癥食不虛濡見補為良氣小弱時虛熱發尺中表裏得其詳

九道脈，長　短　虛　促　結　代　牢　動　細

九　長脈舒長最有餘短而短小無至數虛脈使與濡脈同促乃來數時一住
道　結為脈緩時不來代比結促散難聚牢如實脈又堅長動似滑兮細微似

外　緊則傷寒脊不移，居因傷暑向心推。濇緩傷燥須觀肺，細緩傷濕必看脾。
因　浮則傷風肝部應，弱而傷熱察心知。外因但把人迎審，細別六淫皆可醫。
內　喜則傷心脉必虛，思傷脾脉結中居。因憂傷肺脉必濇，怒氣傷肝脉定濡。
因　恐傷於腎脉沉是，緣驚傷膽動相宜。脉緊因悲傷心絡，七情氣口內因之。
不　勞神役慮憂傷心，虛濇之中子細尋。勞役陰陽每傷腎，須因脉緊看來因。
內　房帷任意傷心絡，微濇脉中細忖度。疲倦筋力要傷肝，子細思量脉弦弱。
外　飢則緩弦脾受傷，若無滑實飽無疑。呼呼傷氣須損肺，燥弱脉中豈能避。
因　能通不內不外因，生死吉凶都在是。
六　雀啄連來三五啄，屋漏半日一點落。彈石來硬尋即散，搭指散亂真解索。
極　魚翔似有一似無，蝦遊靜中跳躍。寄語醫家子細看，六證見一休下藥。

脈訣賦

西晉王叔和撰

欲測疾兮死生須詳脈兮有靈左辯心肝之理右察脾肺之情此為
寸關所主腎即兩尺分并三部五臟易識七診九候難明晝夜循環
榮衛須有定數男女長幼大小各有殊形復有節氣不同須知春夏
秋冬建寅卯月兮木旺肝脈弦長以相從當其巳午心火而洪脾屬
四季遲緩為宗申酉是金為肺微浮短濇宜逢月臨亥子是乃腎家
之旺得其沉細各為平脈之榮既平脈之不衰反見鬼兮命危兒扶
毋兮瘥速毋抑子兮退遲得妻不同一治生死仍須各推假令春得
肺脈為鬼得心脈乃是肝兒腎為其毋脾則為妻春得脾而莫療冬
見心而不治夏而肺而難瘥秋得肝亦何疑此乃論四時休旺之理

明五行生尅之儀舉一隅而爲例則三隅而可知按平絃而若緊欲
識濇而似微浮芤其狀相反沉伏殊途同歸洪與實而形同髣髴濡與
弱而性帶依稀先辯此情後論其理更復通於藥性然後可以爲醫
既已明其三部須知疾之所有寸脉急而頭痛弦爲心下之咎緊是
肚痛之徵緩即皮頑之候微微冷入胷中數數熱居胃口滑主壅多
濇而氣少胷連脇滿只爲洪而莫非撦引背疼緣是沉而不謬更過
關中浮緩不飡緊牢氣滿喘難痊弱以數兮胃熱弦以滑兮胃寒微
即心下脹滿沉兮膈上吞酸濇即宜爲虛視沉乃須作實看下重緣
濡女委散療之在急水攻因伏牽牛湯瀉則令安爾乃尺中脉滑定
知女經不調男子遇此之候必主小腹難消伏脉穀兮不化微即肚

痛果淺深曰結胃熱上蒸遲是冤聚於下焦胃冷嘔逆泄瀉候腹脹陰虛弦牢
脈則痛居其腹沉乃疾在其腰濡數浮乳皆主小便赤澀細詳如此
之候何處難經若問女子何因尺中不絕胎脈方真太陰洪而女孕
太陽大是男娠或遇俱洪而當雙產此法推之其驗若神月數斷之
各依其部假令中衝若動此乃將及九旬患者要知欲死須詳脈之
動止彈石劈劈而又急解索散散而無聚雀啄頓來而又往屋漏將
絕而復起鰕遊苒苒而進退難尋魚躍澄澄而遲疑掉尾嗟乎遇此
之候定不能起縱有九丹天命而已復有困重沉沉聲音劣劣寸關
雖無尺猶不絕往來息均踝中不歇如此之流何憂殞滅經文具載
樹無葉而有根人困如斯垂死乃當更治

手足經圖

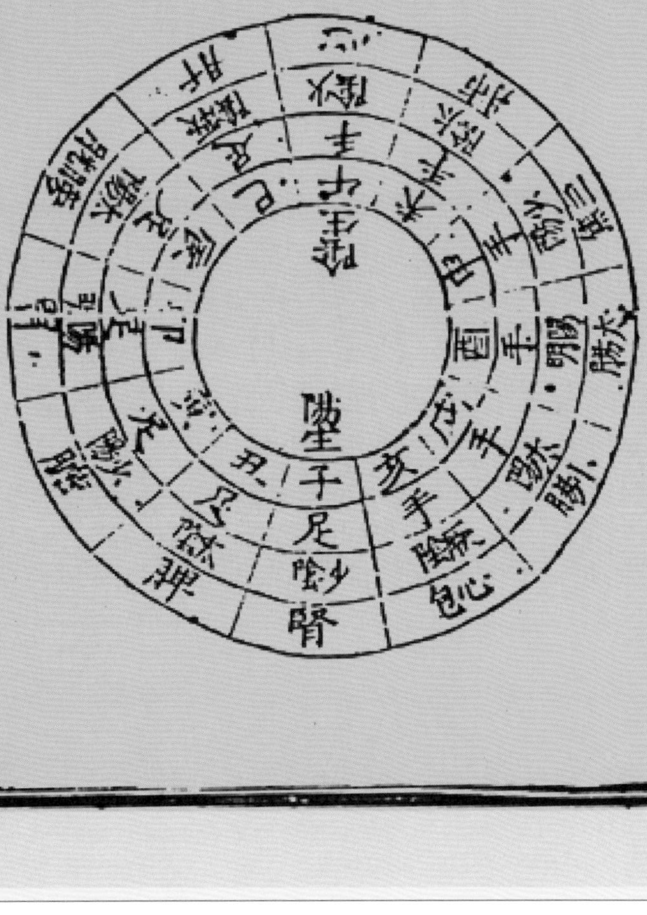

手足經論

經曰五藏十二節皆通乎天氣者乃論手足經三陰三陽也其十二經外循身形内貫藏府以應十二月即十二節也五藏爲陰六府爲陽一陰一陽乃爲一合即六合也夫少陰之經主心與腎二藏者蓋心屬火而少陰冬脉其本在腎又君火正司於午對化於子是以腎藏亦少陰主之腎非全水石屬命門火五藏爲陰不可言陽水隨腎至故太陽爲府則手太陽小腸足太陽膀胱也太陰之經主脾與肺二藏者蓋脾屬土而太陰陰脉在肺又土生金子隨母居故肺太陰生之金隨肺至故陽明爲府則手陽明大腸足陽明胃也厥陰之經主肝與心包絡二藏者蓋肝屬木又木生火子隨母居故心包厥陰

陰主之火隨心包而至故少陽為府則手少陽三焦足少陽膽也其手足經者乃手經之脉自兩手起足經之脉自兩足起以十二辰言之蓋陰生於午陰上生故曰手經陽生於子陽下生故曰足經手足經所以紀上下也又心肺心包在上屬手經肝脾腎在下屬足經亦其意也臟府同為手足經乃一合也心包非臟也三焦非府也經曰膻中者臣使之官喜樂出焉在胸主兩乳間為氣之海然心主為君三焦者決瀆之官水道出焉三焦有名無形上合於手心主下合右腎主謁道諸氣名為使者共為十二經是以經曰陰陽者數之可十推之可百數之可千推之可萬萬之大不可勝數然其要一也雖不可勝數然其要妙以離合推步悉可知之

十二經脈始終

寅手太陰肺始于中焦終于次指內廉出其端卯手陽明大腸始于大指次指之端終于上俠鼻孔辰足陽明胃始于鼻交頞中終于入大指間出其端巳足太陰脾始于大指之端終于注心中午手少陰心始于心中終于循小指之內出其端未手太陽小腸始于小指之端終于抵鼻至目內眥斜絡于顴申足太陽膀胱始于目內眥終于小指內側出其端酉足少陰腎始于小指之下終于注胸中戌手厥心包始于胸中終于循小指次指出其端亥手少陽三焦始于小指次指之端終于至目兌眥子足少陽膽始于目兌眥終于小指次指循大指內出其端貫爪甲出三毛丑足厥陰肝始于大指聚毛之上

終于注肺中手之三陽從手走頭足之三陽從頭走足是高能接下也足之三陰從足走腹手之三陰從腹走手是下能趨上也

奇經八脉始終

衝脉為陰脉之海始於氣衝上行通谷幽門至胸中而散皆足少陰之經也督脉為陽脉之海始于下極之俞由會陰歷長強循脊中上行至大椎與手足三陽之脉交會上至瘖門與陽維會至百會顖尖陽交會下至鼻柱人中與陽明交會任脉始於中極之下曲骨穴由會陰而行腹終于承漿以上三脉皆起於會陰蓋一源而分三岐也帶脉始於季脇下一寸八分迴身一周始束帶然陽蹻脉起於足跟中申脉穴循外踝而行也陰蹻脉亦始於跟中照海穴循内踝而行

蹻者捷也二脉皆起於足故取蹻捷之義陽維脉所發別于金門以陽交為郄與手足太陽及蹻脉會于臑俞與手足少陽會于天髎及會肩井與足少陽會于陽白上本神臨泣正營腦空下至風池與督脉會于風府瘂門此陽維之起于諸陽之會也陰維陽維之郄曰築賓與足太陰會于腹哀大横又與足太陰厥陰會于府舍期門又與任脉會于天突廉泉此陰維起于諸陰之交也維者絡也陽維陰維維絡於身為陰陽之維綱也

藎齋醫要

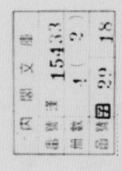

四之六

藎齋醫要卷之四

錢塘 陳諫直之類集

中風門

中風論

人有卒暴僵仆或偏枯或四肢不舉或不知人或死或不死者皆曰中風也蓋風為百病之始善行而數變無常若使人之元氣強壯榮衛和平腠理緻密外邪焉能為害或因七情飲食勞役致真氣先虛榮衛空疎風邪乘虛而入中脈則口眼喎斜中腑則肢體癈中臟則性命危矣有治須少汗亦宜少下多汗則虛其衛多下則損其榮治宜在經雖有汗下之戒而有中臟中

腑之分中腑者宜汗之中臟者宜下之然亦不可太過汗多則亡陽亡陽則損其氣下多則亡陰亡陰則損其形初謂表裏不和須汗下之表裏已和是宜治之在經其中腑者多着四肢有表證而脉浮惡風惡寒拘急不仁或中身之後身之前身之側皆曰中腑也其治多易中臟者多滯九竅唇吻不收舌不轉而失音鼻不聞香臭耳聾而眼瞀大小便秘結或眼合直視搖頭手撒口開遺溺鼻鼾痰如拽鋸汗綴如珠皆曰中臟也中臟者多致不治六腑不和留結爲癰五臟不和九竅不通無此乃在經也初證既定宜以大藥養之當順時令而調陰陽安臟腑而和榮衛少有不愈者也大抵中腑者多兼中臟之證至於舌強

失音久服大藥亦能自愈又以氣中其證與中風相似但風中
多痰涎氣中口中無涎治之之法調氣為先如中風若作
治之十愈八九中氣若作中風治之十無一生治風之法
之即當順氣及日久即當活血此古今不易之理近代劉河
中風者非謂肝木之風實甚而卒中之亦非外中於風由
息失宜心火暴甚腎水虛衰不能制之則陰虛陽實而熱氣
鬱心神昏冒筋骨不用而卒倒無所知也李東垣曰中風者
外來風邪乃本氣病也人年氣衰或因憂喜忿怒傷其氣者
有此疾未丹溪曰西北氣寒為風所中誠有之矣東南氣溫而
地多濕有風病者非風也皆濕土生痰痰生熱熱生風也三子

之論一主乎火一主乎氣一主乎濕反以風爲虚象而有異於昔人内經之所論矣若以三子爲是則三子未出之前固有從昔人而治愈者矣以昔人爲是則三子已出之後亦有從三子而治愈者矣是知昔人三子之論皆不可偏廢但三子以相類中風之病視爲中風而立論殊不知因于風者真中風也因于火因于氣因于濕者類中風而非真中風也人辯之爲風則從昔人以治辯之爲火氣濕則從三子以治庶乎析理明而用法當矣東南氣溫人患中風者固少實未嘗絶無也多見今之人一拘於東南無中風之言雖遇真中風槩以氣痰治之而不敢投以真中風之劑甚非所宜况真中風者其六經之形証已顯

然可驗人得此疾雖多不救若能以中風之藥如續命等湯以治之萬一可以死中求生而彼槩以痰氣治之者亦未見其能有濟也高明者察之又曰肥人中風者以其氣盛於外而歉於內肺爲出入之道肥者氣必急氣急必肺邪盛肺金克木膽爲肝之府故痰涎壅盛所以治之必先理氣爲急氣順則痰消徐理其風痰可收効于和用三法如的係邪氣卒中痰盛實熱者可用否則不可輕易也

小續命湯　歌云　續命麻黃官桂芎　黃芩芍藥甘防己　人參附子杏防風　去濕除風大有功

治卒暴中風不省人事漸覺半身不遂口眼喎斜一切諸風

防己　白芍藥　肉桂去皮　黃芩　杏仁去皮炒　人參

川芎 甘草炙 麻黄去節各一兩 防風一兩五錢 附子炮去皮臍五錢

右爲細末每服五錢薑五片棗一枚水一盞半煎取八分食前服

防風湯

歌云防風湯用石膏參防巳秦艽并芎草升獨麻黄志去心當歸白术夏黄芩

治風虛發熱項背拘急肢節不隨恍惚狂言不自覺悟者

秦艽 獨活 麻黄去節 半夏湯泡 防風各二兩 升麻

防巳 白术 石膏煅 白芍藥 黄芩 甘草

當歸 遠志去心 人參各一兩

右每服四錢水二鍾生薑五片煎取八分食後臨卧熱服

清神散

歌云清神散入石膏辛參艽防風荊芥穗羗活藿香薄荷匀風痰壅塞總然侵

消風化痰頭目眩暈面熱腦疼鼻塞聲重口眼瞤動頸項緊急

藿香　人參　羌活　防風各五兩　薄荷　荆芥穗

甘草各十兩　石膏　細辛各二兩五錢

右爲細末食後白滚湯調服

烏藥順氣散　歌云　烏藥順氣草麻黄　枳殼陳皮共白薑　桔梗殭蚕芎白芷　驅風順氣效非常

治男女一切風氣攻疰四肢骨節疼痛遍身頑麻頭目旋暈

麻黄去根節　陳皮　烏藥各八分　白殭蚕炒　川芎　枳殼炒

甘草炙　白芷　桔梗各六分　乾薑炮三分

右用水二鍾薑三片棗一枚煎取七分食遠服

大醒風湯　歌云　醒風全蝎草　南星川獨活　附子與防風　並服有神功

治中風痰涎壅盛手足搐搦半身不遂及歷節疼痛筋脉攣急

南星二錢 防風六分 獨活 附子生用去皮臍 全蝎炒 甘草各五分

右爲一服水二鍾生薑五片煎取八分不拘時候温服

防風通聖散 歌云防風通聖大黄硝 芎芍歸芩滑石膏 白术山梔荆芥桔 麻黄甘草薄連翹

治一切風熱頭目昏痛肢躰煩疼喘滿唾粘口苦咽乾腸胃結燥

防風 川芎 當歸 芍藥 大黄 芒硝

連翹 薄荷 麻黄各錢半 石膏 桔梗 黄芩各一兩

甘草二兩 滑石三兩 白术 山梔 荆芥各五錢

右爲粗末每服一兩薑三片水二鍾煎取八分去滓服

大秦艽湯 歌云秦艽湯用石膏芎 獨活歸芩芍並風 白术草羌生熟地 細辛知母茯苓同

治中風外無六經之形証內無便溺之阻隔知血弱不能養筋故

手足不能運口強不能言宜秦艽湯而筋自榮

秦艽　石膏各二兩　甘草　川芎　當歸　白芍藥

羌活　獨活　防風　生地黃　黄芩　白芷

白术　熟地黄　茯苓各一兩　細辛五錢

右㕮咀每服一兩薑五片水煎溫服春夏加知母如脉弱减石膏

加人參

導痰湯　歌云導痰湯用夏南星　枳實橘皮甘草幷　更入茯苓薑十片　消痰通膈效爲靈

治痰涎壅盛胸膈痞塞語言蹇澁口眼喎斜

半夏三錢薑製　南星炮　陳皮去白　枳實麸炒　赤茯苓　甘草炙各一錢

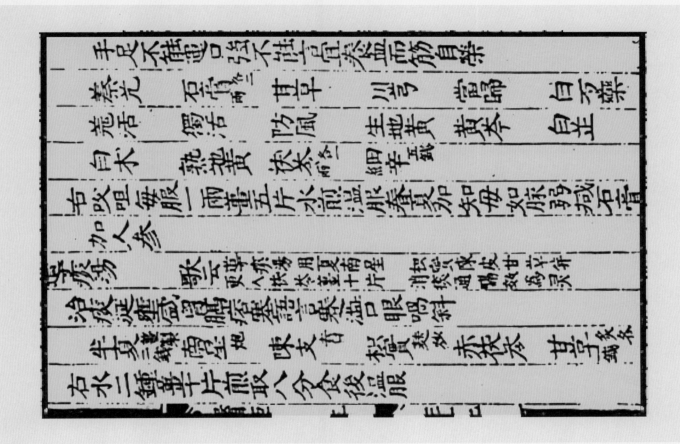

右水二鍾薑十片煎取八分食後溫服

當歸拈痛湯　歌云當歸拈痛草黃芩　升葛羌蚒苦知母　猪澤茵陳與二參　更加二术痛無侵

治濕熱爲病肢體煩疼肩背沉重胸膈不利及下疰於足脛腫痛

羌活七分　茵陳五分酒炒　甘草　升麻各三分　黄芩酒　防風

知母酒炒各三分　當歸七分　澤瀉　猪苓　人參　葛根各五分

蒼朮　白朮　苦參酒浸各五分

右㕮咀水二鍾煎取八分温服

牛黃清心丸　蘇合香丸　俱見前方

痿門

痿證論

內經曰肺熱葉焦五臟因而受之發爲痿躄心氣熱生脉痿故

經絡不任地肝氣熱爲筋痿故宗筋弛縱脾氣熱生肉痿故痺
而不仁腎氣熱生骨痿故足不任身蓋人身有四体百骸以成
其形内則有肝心脾肺腎以主之若隨情妄用喜怒勞佚致内
臟精血虛耗不能營養百骸又未有不致其痿者也又曰諸痿
皆屬於土但病之本起於肺耳治法獨取陽明者蓋諸痿既屬
土而生於肺熱肺金体燥而居上主氣畏火者也土性濕而居
中主四肢畏木者也火性炎上若嗜慾無節則水失所養火寡
于畏而侮所勝肺得火邪而熱矣木性剛急肺受邪熱則金失
所養木寡于畏而侮所勝脾得木邪而傷矣肺熱則不能營攝
一身脾傷則四肢不能爲用而諸痿之病作瀉南方則肺金清

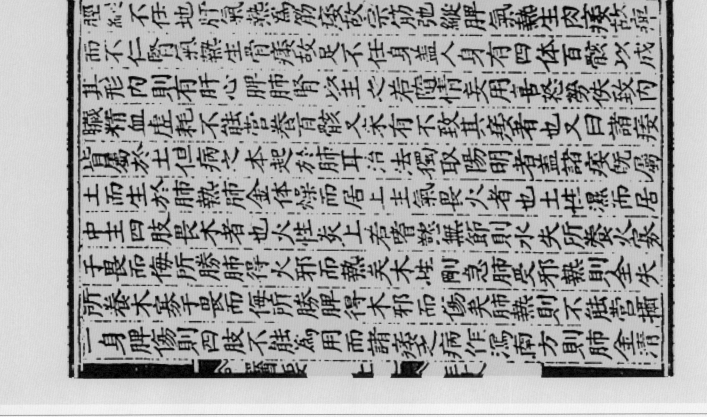

而東方不實，何脾傷之有？補北方則心火降，而西方不虛，何肺熱之有？况陽明爲五臟六腑之海，主潤宗筋，故陽明實則宗筋潤，能束骨而利機關矣。治痿之法，無出於此。駱龍亦有曰：風火相熾，當滋腎水。而東垣亦取黄柏爲君，黄芪等補藥爲輔佐，而無一方之方。有兼痰積者，有濕多者，有熱多者，有濕熱相半者，有挾寒者，臨病製方，其善於治痿乎？然痿証與柔風脚氣相類，柔風脚氣皆外所因，而痿則由内致，其不足者陰也血也，而諸方悉是補陽補氣之劑，能免實實虚虚之患乎？知者察之。

温腎湯

訣云：温腎湯加白术防，升苓猪澤與麻黄，陳皮甘草柴蒼术，神曲痿黄即可療。

治腎氣虚弱，下攻腰膝，筋脉拘攣，步履艱難，面色痿黄。

白朮　防風　麻黄　蒼朮　升麻　茯苓

陳皮　黄栢　柴胡　猪苓　澤瀉　甘草

右㕮咀水二鍾煎至八分空心温服

清燥湯　歌云　清燥參苓五味芪　當歸二朮草陳皮　栢柴猪澤升連曲　生地門冬揔亦宜

治濕熱成痿以燥金受濕熱之邪是絶寒水生化之源源絶則腎虧痿厥之病大作腰已下痿軟癱瘓不能動

黄芪一錢五分　蒼朮一錢　白朮　橘皮　澤瀉各五分　人參

白茯苓　升麻各三分　麥門冬　歸身　生地黄　麯末

猪苓各三分　柴胡　黄連各一分　五味子九箇　甘草炙三分

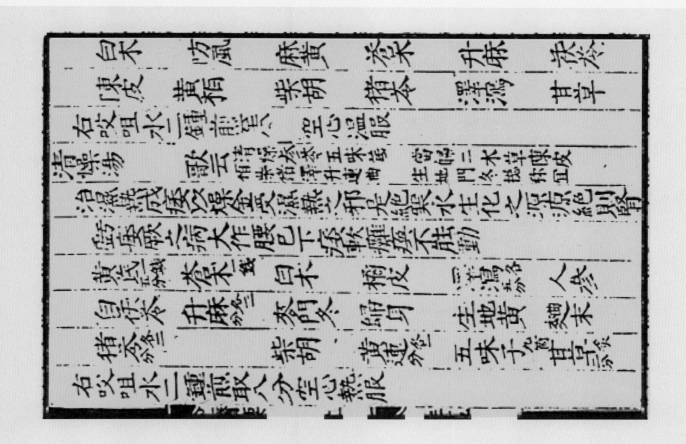

右㕮咀水二鍾煎取八分空心熱服

獨活寄生湯方見腰痛門

八珍散　歌云八珍散用草當歸　芍藥參苓白术隨　生地川芎同制服　血虛痿證即無危

治痿因血虛不能養筋此筋痿也足不任地以此主之

人參　白术　茯苓　甘草　川芎　當歸

芍藥　生地黄

右各等分水二鍾煎取八分去滓服

健步丸　歌云澤瀉川烏羌二防　苦參滑石桂柴羌　天花甘草均爲末　健步石丸服最良

治膝中無力屈伸不得腰背腳腿沉重行步艱難

防己一兩酒洗　羌活　柴胡　滑石炒　甘草炙　苦參根酒洗各錢半

澤瀉　防風各二錢　苦參酒洗　川烏各一錢　肉桂五分

右爲末酒糊爲丸如梧子大每服七十丸葱白煎愈風湯下

加味四斤丸　歌云三因加味用天麻　牛膝蓯蓉五味瓜　熟地鹿茸菟絲子　蜜丸療痿即無差

治腎臟肝虛熱淫于內致筋骨痿弱不能勝持

蓯蓉酒浸　牛膝酒浸　天麻　乾木瓜　鹿茸燎去毛酥炙　熟地黄

菟絲子酒浸蒸研　五味子酒浸各等分

右爲末煉蜜丸如梧子大每服五十丸温米飲食前下

濕門

叙濕爲諸証

諸濕腫滿皆屬脾土脾虛多中濕蓋地之濕氣感則害人皮肉筋骨故諸痓強直積飲痞膈中滿霍亂吐下体重胕腫如泥按

之不起皆濕証也内經曰因於濕首如裹濕熱不攘大筋緛短小筋弛長緛短爲拘弛長爲痿因於氣爲腫蓋首爲諸陽之會清虚之府也濕氣内甚久而生熱濕熱上攻而清道不通故首如蒙裹况熱則傷血不能養筋故大筋緛短而拘攣也濕則傷筋不能束骨故小筋弛長而痿弱也濕氣漸盛正氣漸微陽氣衰少致邪代正正氣不得宣通故四肢沉重浮腫按之如泥不起也今人見膝間關節腫疼全以爲風治者多誤矣如濕氣停滯中焦遂致積飲痞膈濁氣怫鬱在上遂生䐜脹滿悶如四肢消瘦肚腹如皷小便不利大便泄滯名曰皷脹然濕挾風則骨節疼痛不得屈伸近之則痛劇汗出小便不利身常惡寒或微

腫也挾寒內甚則腹痛下利外甚則四肢沉重疼痛或肌肉濡
潰痺而不仁也挾熱內甚則濕痢外甚則或痛或熱或腫或面
發黃而喘頭痛鼻塞而煩皆是也夫挾風與濕在表者宜解肌
兼寒與在半表裏者宜溫散宜滲洩惟濕熱在裏宜下兼虛者
宜分消實脾土爲上外感非脾虛宜汗之然又當審其方土之
致病源東南地下多陰雨地濕凡受必從外入多自下起以重
腿脚氣者多治當汗散久者宜疎通滲泄西北地高人多食生
冷濕麵或飲酒後寒氣怫鬱濕不能越作致腹皮脹痛甚則水
鼓脹滿或通身浮腫按之如泥不起此皆自內而出也辯其元
氣多少而通利其二便責其根在內也此方土內外亦互相有

之但多少不同須對證施治不可執一

除濕湯　歌云除濕湯中夏藿香陳皮厚朴茯苓蒼更加甘草并白术寒濕傷身即見康

治寒濕所傷身體重著腰脚酸疼大便溏泄小便或澀或利

半夏麴炒　厚朴　蒼术各二錢半　藿香葉　陳皮　白茯苓各錢二分

甘草七分　白术一錢二分

右用水二盞薑三片棗一枚煎取一盞食前溫服

滲濕散　歌云滲濕乾薑草桂枝參苓附子芍相隨山精薑棗同煎服寒濕兩傷取效奇

治寒濕所傷身重腰冷如坐水中小便或澀大便溏泄皆坐臥濕地或陰雨所襲

人參　乾薑炮　白芍藥　附子炮　白茯苓　肉桂

甘草炙　山梔

右各等分水一盞半薑五片棗一枚煎取七分不拘時服

橘皮湯　歌云橘皮湯用浄陳皮白术木香苓滑石猪澤檳榔草桂枝腹疼温熱服皆宜

治濕熱内攻心腹脹滿小便不利大便滑洩

陳皮一兩貳錢　木香一錢　滑石六兩　檳榔二錢　茯苓一兩　猪苓

白术　澤瀉　肉桂各五錢　甘草六錢

右㕮咀每服六七錢水一盞半薑五片煎服七分温服

東垣羌活湯　歌云羌活湯中柴草升芎藭獨活更猪澤陳蒼藁本柏防苓濕脹腰疼即可寧

治濕熱自甚身重或腰痛麻木小便澁赤下焦痿弱行步不正

羌活　防風　柴胡各一錢　藁本　獨活　茯苓

澤瀉　猪苓　黄耆　甘草炙　陳皮　黄栢

黄連　蒼朮　升麻　川芎各五分

右㕮咀水二鍾煎取八分温服

木香防己湯　歌云　木香防己入陳皮　厚朴猪苓二朮宜　澤瀉苓瓜甘草共　四肢浮腫治無遺

治四肢沉重浮腫按之如泥不起

陳皮　厚朴一錢　木香三分　漢防己五分　木瓜　白朮各七分

猪苓五分　澤瀉　茯苓　蒼朮各七分　甘草三分　生薑皮五分

右用水二鍾煎取八分去滓服

祛風化痰湯　歌云　袪風治濕用威仙　枳實芩苓升甘草　桔梗南星半夏連　痛加出壯與同煎

治風濕勝手不能舉臂腫痛膈上有痰

陳皮一錢　桔梗一錢　半夏　南星共七分　甘草三分　枳實

黃芩　黃連　威靈仙　茯苓

右水二鍾生薑五片煎取八分溫服如痛甚加桂枝

沉香大腹散　歌云檳榔烏藥木通苓　枳殼茴陳蘇子荊　蘇葉木瓜桑白草　沉香大腹散爲真

治脚氣腫滿沉重疼痛筋脉不利此証皆由濕氣欝滞經絡所致

服之使宣通經絡血氣和平腿脚輕利爲效

沉香　檳榔　烏藥　木通　茴香　紫蘇子

甘草　桑白皮　荊芥穗　陳皮去白　白茯苓　紫蘇葉各五分

大腹皮酒洗一錢　乾木瓜去穰一錢半　枳殼一錢

右用水二鍾薑五片蘿蔔五片煎取七分去渣食前溫服

加味平胃散　歌云平胃散中加香附　砂仁厚朴與蒼陳　薑棗甘草同煎服　濕滯分消效若神

治胃口停濕飲食減少嘔噦此藥上下分消其濕

蒼朮　陳皮各二錢　厚朴一錢半　甘草　砂仁各五分　香附一錢

右水二鍾薑三片棗子二枚煎取八分去渣服

清陽除濕湯　歌云清陽除濕用防風　白芷陳苓半夏芎　甘草天麻芩共服　首除四濕不相蒙

治頭暈如有物蒙裹昏多昏芒必風清氣靜萬象光明以此主之

川芎　陳皮各一錢　白芷　半夏各七分　甘草三分　茯苓五分

天麻七分　防風五分　黄芩酒製七分

右水二鍾薑三片煎取八分去渣服

蓋齋醫要卷之四終

[illegible]醫要卷之五

熱門

熱証論

夫熱病者皆傷寒之類也人身非常熱爲之熱而煩[illegible]氣少而陽氣勝陰虚生内熱因有所勞倦形氣衰少穀氣[illegible]上焦不行下脘不通胃氣熱熱氣薰胸中故内熱陽盛則[illegible]熱因上焦不通利則皮膚緻密腠理閉塞玄府不通衛氣不得泄故外熱有表而熱者謂之表熱無表而熱者謂之裏熱有暴熱而爲熱者乃久不宣通而致也有服温藥而爲熱者有惡寒戰慄熱者治法小熱之氣凉以和之大熱之氣寒以取之甚熱之氣

以汗發之發之不盡則逆制之制之不盡求其屬以衰之苦者治臟臟屬陰而居內辛者治府府屬陽而在外故內者下之外者發之又宜養血益陰其熱自愈然熱又有在氣在血之分如晝熱夜安是陽氣自旺於陽分也晝安夜熱而煩躁是陽氣下陷入陰中也名曰熱入血室晝夜俱熱而煩燥是重陽無陰也亟當瀉其陽峻補其陰然又有五臟有邪而身熱各異肺熱者乃皮毛之熱其證必見喘咳心熱者是熱在血脈也其證煩心心痛掌中熱而噦脾熱者熱在肌肉遇夜尤甚其證必怠惰嗜卧四肢不收無氣以動肝熱者乃肝之熱寅卯間尤甚其脈弦四肢滿悶便難轉筋多怒多驚四肢困熱筋痿不能起腎熱者

其熱蒸手如火其人骨蘇蘇如虫蝕其骨困熱不任亦不能起此皆諸經病熱之証也如熱病已得汗而脉尚躁盛此陰脉之極也熱病不得汗而脉燥盛者此陽脉之極也俱爲不救假令寸口脉微名曰陽不足陰氣上入陽中則惡寒尺脉弱名曰陰不足陽氣下陷入陰中則發熱然有身熱而惡寒熱在表也而淺邪畏其正故病熱而反惡寒也亦有邪熱在裏而深邪甚無畏物畏其極又爲不惡寒而反惡熱也大率煩燥多渴欲寒惡熱爲病熱也亦有亢則害承乃制之則病熱甚而反覺其冷者也雖覺其冷而病爲熱實非寒也俗因妄謂之寒病誤以熱藥投之爲害多矣或又有寒熱往來而不已者乃邪正分爭也邪氣之入也正氣不與之爭則但熱而無寒若邪正分

爭於是寒熱作矣蓋以寒邪為陰熱邪為陽裏分為陰表陽邪之客於表也為寒邪與陽爭則為寒矣邪之入於裏也為熱邪與陰爭則為熱矣若邪在半表半裏之間外與陽爭而為寒內與陰爭而為熱表裏之不拘內外之無定由是寒熱且往且來日有至於三五甚者則十數發也若以陰陽相勝陽不足則先寒後熱陰不足則先熱後寒此特論雜証陰陽二氣自相乘勝然也非所以語傷寒者也又曰一身盡熱先太陽也從外而之內者先無形也為外傷手足不和兩脇俱熱如火先少陽也從內而之外者先有形也為內傷脉人迎氣口俱緊盛或舉按皆實大發熱而惡寒腹不和而口液此內外俱傷也人能詳察病機庶免用藥之誤

陰陽虛盛論

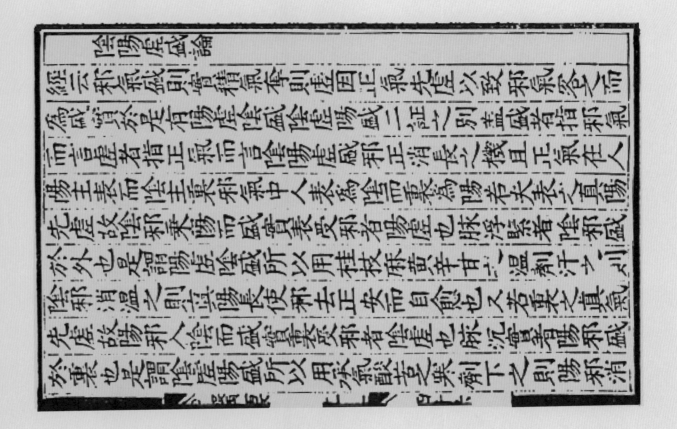

經云邪氣盛則實精氣奪則虛因正氣先虛以致邪氣客之而爲盛實於是有陽虛陰盛陰虛陽盛二証之別蓋盛者指邪氣而言虛者指正氣而言陰陽虛盛邪正消長之機且正氣在人陽主表而陰主裏邪氣中人表爲陰而裏爲陽若夫表之真陽先虛故陰邪乘陽而盛實表受邪者陽虛也脉浮緊者陰邪盛於外也是謂陽虛陰盛所以用桂枝麻黄辛甘之温劑汗之則陰邪消温之則真陽長使邪去正安而自愈也又若裏之真氣先虛故陽邪入陰而盛實裏受邪者陰虛也脉沉實者陽邪盛於裏也是謂陰虛陽盛所以用承氣酸苦之寒劑下之則陽邪消

寒之則真陰長使邪去正安而亦自愈也如其不然陽盛而用
桂枝下咽即斃陰盛而用承氣入胃以亡是皆盛盛虚虚而致
邪失正也以是知所主陽虚陰盛陰虚陽盛二証之意深蓋指
一為表証一為裏之邪正消長而言非熱言表和裏病裏和表
病而謂之陰陽虚盛也

涼膈散　歌云　凉膈散中薄荷葉，朴硝竹葉微加蜜，連翹芩草大黄梔，積熱痰瘀盡可醫

治腑臟積熱煩燥多渴口舌生瘡痰實不利腸胃燥澁便溺秘結

川大黄　朴硝　甘草各二錢　山梔子　黄芩各一錢　薄荷葉

連翹四錢

右水二鍾竹葉七片蜜一匙煎取八分食後服

洗心散

治風壅壯熱頭目昏痛熱氣上衝口苦唇焦咽喉腫痛心神煩燥　歌云洗心散用大黃歸　甘草麻黃荊芥隨　白朮薄荷薑芍藥　心中發熱即蘇和

白朮一錢　麻黃去根節　當歸　荊芥穗　芍藥　薄荷

甘草各一錢半　大黃煨一錢

右為末水二鍾薑三片煎取七分不拘時温服

十味人參散　歌云十味人參柴草苓　當歸半夏芍黃芩　生薑白朮加乾葛　虛熱暁行即可禁

治虛熱潮熱身躰倦怠

柴胡　甘草　人參　茯苓　當歸　半夏

白芍藥　黄芩　白朮　葛根

右等分水二鍾薑三片煎取八分不拘時温服

防風當歸飲　歌云 當歸飲子用當歸，芩芍柴參甘草隨，更入大黃并滑石，除壅諸熱治皆宜。

治脾腎真陰損虛肝心風熱鬱甚陽勝陰衰或表熱而身熱惡寒或裏熱而燥熱煩渴或半表半裏而寒熱往來一切諸熱並皆治之

當歸　大黃　柴胡　人參　黃芩　甘草

芍藥各一錢半　滑石

右用水二盞薑三片煎取一盞不拘時溫服

六神通解散　歌云 六神通解散麻黃，甘草膏芩滑石蒼，身熱脈洪煎取服，汗出止渴效非常。

治發熱頭痛發渴身疼脈洪無汗

麻黃二錢　甘草三錢　石膏　滑石　黃芩各四錢　蒼朮八錢

右㕮咀入薑三蔥煎服

宣明柴胡飲　歌云：柴胡飲子用柴芩，芍藥當歸甘草參，更入大黃並劑服，內遣諸熱自無侵。

治解一切肌熱蒸熱積熱或汗後餘熱

黄芩　甘草　大黃　芍藥　柴胡　人參

當歸各二錢半

右㕮咀水二鍾薑三片煎取八分溫服

火門

火証論

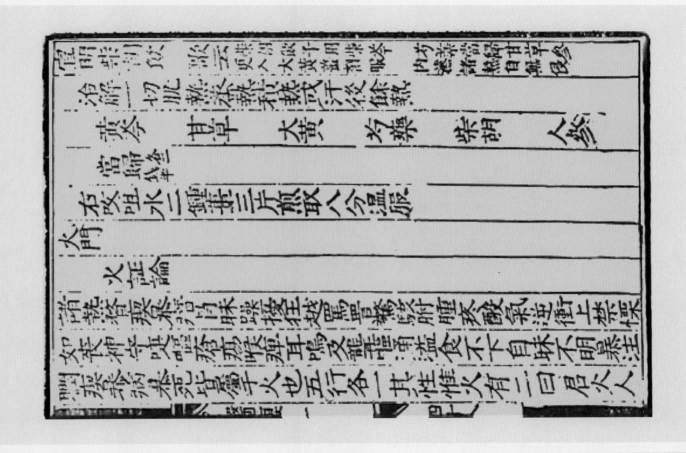

諸熱瞀瘛暴瘖冒昧躁擾狂越罵詈驚駭胕腫疼酸氣逆衝上禁慄如喪神守嚏嘔瘡瘍喉痺耳鳴及聾嘔涌溢食不下目昧不明暴注瞤瘛暴病暴死皆屬于火也五行各一其性惟火有二曰君火人

火也曰相火天火也火内陰而外陽主乎動者也故凡動皆屬火以名而言形質相生配於五行故謂之君以位而言生於虛無守位禀命故謂之相天主生物故恒於動人有此生亦恒於動其所以恒於動者皆相火助之爲也見於天者出於龍雷則木之氣出於海則水之氣也具於人者寄於肝腎二部肝屬木而腎屬水也腎肝之陰悉其相火東垣曰相火元氣之賊火與元氣不相兩立一勝則一負然則如之何而可使之無勝負乎周子曰神發知矣五性感動而萬事出有知之後五者之性爲物所感不能不動謂之動者即内經五火也相火易起五性厥陽之火相扇則忘動矣火起於妄變化莫測無時不有煎熬真

陰陰虚則病陰絶則死君火之氣經以暑與熱言之相火之氣
經以火言之蓋表其暴悍酷烈有甚於君火者也故曰相火元
氣之賊周子又曰聖人定之以中正仁義而主靜朱子亦曰必
使道心常為一身之主而人心每聽命焉此善處乎火者人心
聽命於道心而能主之以靜彼五火將寂然不作而相火者惟
有裨補造化而為生生不息之運用耳何賊之有經曰百病皆
生於風寒暑濕燥火之動而為變者岐伯歷舉病機一十九條
而屬火者五此相火為病之出於臟腑者也考諸內經少陽病
為瘛瘲太陽病時眩仆少陰病瞀暴瘖鬱冒不知人此諸熱瞀
瘛之屬火者少陽病惡寒鼓慄膽病振寒少陰病洒淅惡寒振

慄厥陰病洒淅振寒此諸振鼓慄之屬火者少陽病嘔逆厥氣上行膀胱病衝頭痛太陽病厥氣上衝胸少腹控睪引腰脊上衝心少陰病氣上衝胸嘔逆此諸逆衝上之屬火者少陽病譫妄太陽病譫妄膀胱病狂癲此諸燥狂越之屬者少陽病胕腫善驚少陰病瞀熱以酸胕腫不能久立此諸病胕腫痛酸驚駭之屬火者又凉病或曰諸風掉眩屬於肝火之動也諸氣膹鬱病痿屬於肺火之升也諸濕腫滿屬於脾火之勝也諸痛痒瘡瘍屬於心火之用也此皆火之爲病出於臟腑者然也經所謂一水不勝二火之火出於天造君相之外又有厥陽臟腑之火根於五志之内六欲七情激之其火隨起蓋大怒則火起於肝

醉飽則火起於胃房勞則火起于腎悲哀動中則火起于肺心爲君主自焚則死矣經所謂一水不勝五火之火出自人爲曰諸病喘嘔等証此皆少陰君火之熱乃眞心小腸之氣所爲也若瘖瘛等証此皆少陽相火之熱乃心包絡三焦之氣所爲也爲脉虚則浮大實則洪數藥之所主各因其屬君火者心火也可以濕伏可以水滅可以直折惟黄連之屬可以制之相火者龍火也不可以水濕折之從其性而伏之惟黄栢之屬可以降之瀉火之法豈止如此以臟氣司之如黄連瀉心火黄芩瀉肺火芍藥瀉脾火柴胡瀉肝火知毋瀉腎火此皆苦寒之味能瀉有餘之火耳若飲食勞倦内傷元氣火不兩立爲陽虚之病以

苦溫之劑除之。若陰微陽強，相火熾盛，以乘陰位，日漸煎熬，爲血之病，以甘寒之劑降之。若心火亢極，鬱熱內實，爲陽強之病，以鹹冷之劑折之。若腎水受傷，其陰失守，無根之火爲陰虛之病，以壯水之劑制之。若右腎命門火衰，爲陽脫之病，以溫熱之劑濟之。若胃虛過食冷物，抑遏陽氣於脾土，爲火鬱之病，以升散之劑發之。不明諸此之類，而求火之爲病，施治何所依據耶？

瀉心湯 [illegible]

治心膈脹滿，上焦蘊熱，膈上有痰，心煩嘔噦，飲食不進，食則胃脘疼，大小便不利，此是三焦蘊熱，七情內鬱所致。

陳皮一錢　人參　黃芩五分　黃連一錢　甘草五分　半夏一錢

右水二鍾，薑七片，棗五枚，煎取八分，溫服。

瀉火升陽湯　歌云：瀉火升陽羌草芪，升柴蒼朮石膏宜。酒炒連芩參共劑，養榮氣血最爲奇。

治肌熱煩熱，面赤食少，喘咳痰盛，抑遏陽氣。

羌活　甘草炙　黃芪　蒼朮各一兩　升麻八錢　柴胡一兩五錢

人參　黃芩各七錢　黃連酒炒五錢　石膏五錢，秋深不用

右㕮咀，每服五錢或一兩，煎服。此藥發脾胃火邪，瀉陰火，升發陽氣，榮養氣血者也。

升陽散火湯　歌云：升陽散火葛根羌，獨活升麻白芍防。甘草柴參爲散服，血虛因熱即時康。

治男女四肢發熱，肌熱，筋痹，骨髓中熱，發困，熱如燎，捫之烙手。此乃各由血虛而得，或胃虛過食冷物，抑遏陽氣於脾土，火鬱則發

升麻　葛根　獨活　羌活各五錢　防風一錢半　柴胡八錢
甘草炙二錢　人參　白芍各五錢　甘草生三分
右㕮咀每服五錢或一兩水煎稍熱服

地骨皮散　歌云　地骨散加地骨皮　石膏知母并生地　參柴白茯與黄芪　火盛陰虚此最宜
治渾身壯熱火熾發渴此藥生精補虚
人參　地骨皮　柴胡　黄芪　生地黄各一兩五錢　白茯苓五錢
知母一兩　石膏二兩
右㕮咀每服一兩水二鍾煎至七分温服

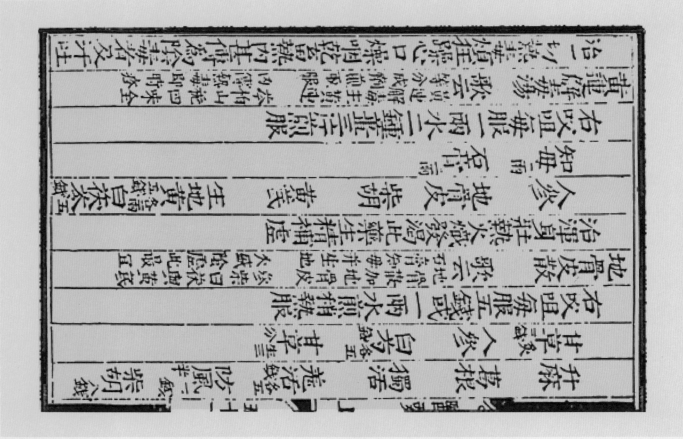

黄連解毒湯　歌云　黄連解毒主黄連　芩柏山梔四味全　等分成劑煎來服　內解熱毒即時痊
治一切熱毒煩狂躁心口燥咽乾畜熱內甚傳為陰毒者及汗吐

下後不解而喘急鄭聲目赤睛疼燥渴

黃連　黃柏　黃芩　大梔子各二錢五分

右用水二鍾煎取八分去渣溫服

暑門

暑暍論

暑乃夏月炎暑也盛熱之氣着人也有冒有傷有中三者有輕重之分虛實之辯或腹痛水瀉者胃與大腸受之惡心者胃口有痰飲也此二者冒暑也或身熱頭疼燥亂不寧者或身如針刺者此爲熱傷在分內也或咳嗽發寒熱盜汗出不止脉數者熱在肺經急治則可遲則不救成火乘金也此爲中暑況內傷五臟而爲証亦自不同心

中之使人意悶昏不知人入肝則眩暈頑痺入胃則昏睡不覺入肺則喘滿痿躄入腎則消渴者胎之証變異不等蓋人形氣有虛實所感有輕重輕則後時而發至秋成瘧痢是也重則即時發者如已上之証至有輕變重重變輕亦自感有淺深傳有兼併耳凡治病須要明白辯慎勿滚同施治春秋間亦或有之切莫執一隨病處治爲妙然有所謂暑風者夏月卒倒不省人事是也有因火者有因痰者火君相二火也暑天地二火也內外合而炎爍所以卒倒也痰者人身之痰飲也因暑氣入而鼓激痰飲塞礙心之竅道則手足不知動躡而卒倒也此二者皆可吐並其虛實而吐之吐醒而後以清劑調治之可也又曰中暑

與中熱不同靜而得之爲中暑動而得之爲中熱中暑者陰証也中熱者陽証也人於暑熱之時或避暑熱納涼於深堂大厦而得之者名曰中暑其病必頭痛惡寒身形拘急筋節疼痛而煩心肌膚火熱無汗爲房室之陰寒所遏使周身陽氣不得伸越多以熱藥主之是也若行人或農夫於日中勞役得之者名曰中熱其病必苦頭痛發燥熱惡熱捫之肌膚大熱必大渴引飲汗大泄無氣以動乃爲天熱外傷肺氣必涼劑以治之然後可但亦有中暑証於勞役動而得者中熱証於避暑靜而得者大抵因人元氣虛實不同而受病亦異爲治豈得而無變法哉

世言夏月伏陰在内此陰字有虛之義不可誤看作陰冷而行

溫熱之劑經言春夏養陽又有謂春食凉夏食寒皆所以養陽也若夫凉臺水館大扇風車陰木寒泉水果冰雪寒凉之傷自內及外不用溫熱病何由安其意實非為內伏陰而用之也前哲謂升降浮沉則順之寒熱溫凉則逆之若謂夏月火令之時妄投溫熱寧免實實虛虛之患乎或曰巳月純陽於理或通五月一陰六月二陰陰氣既動豈無陰冷曰此陰之初動於地下也四陽浮於地上燔灼焚炎流金爍石何冷之有而東垣亦言陰氣非寒氣也陰果為寒何以夏日則欲水乎况壬膀胱之寒已絕於巳癸水已絕於午今更逐濕旺助熱為邪西方北方之寒清絕矣聖人立法夏月宜補者補天元真氣非補熱火也

令人夏食寒是也

十六 香薷飲 歌云十味香薷飲參苓白朮瓜黃芪陳草朴扁豆最為佳

治暑氣和脾胃

香薷二兩 人參 陳皮 白朮 白茯苓 黃芪

厚朴製薑 木瓜 扁豆炒 甘草炙各五錢

右用水二大鍾煎取一大鍾溫服無時

清暑六和湯 歌云六和參杏藿香瓜半夏香薷共縮砂扁豆赤苓甘草朴暑邪霍亂服為佳

治心脾不調氣不升降霍亂吐瀉寒熱交作陰陽不分伏暑煩悶

或成痢疾中酒煩渴

人參 砂仁 甘草炙 杏仁去皮尖 半夏各五兩薑製 赤茯苓

珍版海外中醫古籍善本叢書

扁豆炒　藿香　木瓜各二兩　香薷　厚朴姜制各四兩

右㕮咀每服五錢水二盞姜三片棗一枚煎取八分溫服無時

縮脾飲

解伏熱除煩渴消暑毒止吐瀉霍亂

歌云　縮脾飲內用砂仁　扁豆與同炙甘草　草菓烏梅共葛根　解消暑熱效如神

砂仁　草菓煨　烏梅肉　甘草炙各二錢七分　扁豆炒　葛根一錢三分半

右㕮咀水煎候冷不拘時服

清暑益氣湯

歌云　清暑歸參五味芪　麥門神麯并黃蘗　升麻二朮草陳皮　澤瀉青皮用所宜

治長夏濕熱蒸人人感之四肢困倦精神少懶於動作胸滿氣促肢節疼或氣高而喘身熱而煩心下膨悶小便黃數大便

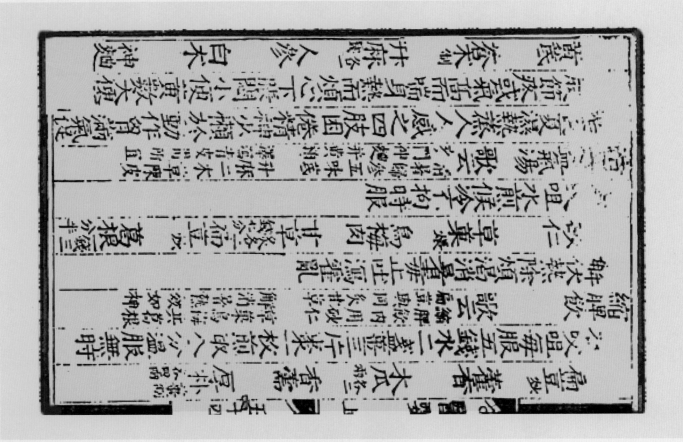

黃芪　蒼朮制　升麻各一錢　人參　白朮　神麯

陳皮各五分　甘草炙　酒柏　麥門冬　當歸各三分　葛根三分

五味子九箇　澤瀉　青皮三分半

右㕮咀作一服水大二鍾煎至一鍾食遠溫服

枇杷葉散

歌云　清暑枇杷散　麥門丁瓜草　白茅厚朴香　更入麝陳皮

治中暑伏熱煩渴引飲嘔噦惡心頭目昏眩

枇杷葉炙　陳皮　丁香　厚朴製　香薷　白茅根

甘草炙　麥門冬去心　乾木瓜

右各等分水二盞薑三片煎八分不拘時服

五苓散

歌云　中暑身煩用五苓　澤瀉赤茯至爲精　更加白术并官桂　調服無時體自平

治中暑煩渴身熱頭痛霍亂吐瀉小便赤少心神恍惚

澤瀉四錢 白朮 猪苓各二錢四分 官桂一錢六分 赤茯苓二錢四分
右爲細末每服三錢熱水調下不拘時候加辰砂名辰砂五苓散

燥門

燥証論

諸澁枯涸乾勁皴揭皆屬於燥也蓋燥本於熱火熱勝則金衰而風生風能勝濕熱能耗液陽實陰虚風熱太甚勝於水濕因而成燥也然人惟腎與膀胱爲表裏腎主五液膀胱分津液若肺金受火熱所制而腎水不能相攝以致膀胱津液内竭則無所以分布諸經而諸燥之病作矣故令肌膚燥痒咽乾口燥目不視舌不聲鼻不香耳不聞皆津液枯涸不能運布而致然也

又以肝主于筋而風氣自甚又燥熱加之則液還聚於胷膈而筋太燥也燥金主於收斂勁切緊濇故為病筋脉勁強緊急而口噤也或病燥熱太甚而脾胃乾涸成消渴者或風熱燥甚怫欝在表而裏氣平者善伸數欠筋脉拘急或時惡寒或筋惕而搐脉浮數而弦也若風熱燥并欝甚于裏又為煩滿而成悶結也及風癇之發作者多由熱甚而風燥為其兼化涎溢胷膈燥爍而瘈瘲昏冒僵仆也凡此諸証皆由熱甚而生風燥各有異者由風熱燥各微甚不等故也治之以補腎水陰寒之虛而瀉心火陽熱之實除腸胃燥熱之甚而濟臟腑津液之衰使道路散而不結津液生而不枯氣血利而不澁則病可以求愈也然

又當分其閼結消渴之類爲裏証皮膚燥澁乾疥爪枯之類爲表証而於陽結陰結氣盛血少痰鬱風熱亦可得而悉矣

燥結

凡人五味之秀者養臟腑諸陽之濁者歸大腸大腸所以司出而不納也今停蓄蘊結而不得疎導者抑有由矣蓋腎主大便而又主五液津液潤則大便如常若饑飽勞逸損傷胃氣及食辛熱厚味之物而助火邪伏於血中耗散真陰津液虧少故大便結燥然結燥之病不一有熱燥有風燥有陽結有陰結又有年老氣虛津液不足而結者治法腎惡燥急食辛以潤之結者散之如少陰不得大便以辛潤之太陰不得大便以苦泄之陽

結者散之陰結者熱之大抵津液耗少而燥者以辛潤之有物
而結者當下之若不究其源一槩用巴荳牽牛之類下之損其
津液燥結愈甚有復下復結極則以至引導於下而不能通者
遂成不救之証可不愼哉

當歸承氣湯　歌云　當歸承氣用當歸　更入大黄同劑服　甘草芒硝桂所宜　消服潤燥效爲奇

治燥熱火鬱爲病或皮膚枯燥或咽乾鼻乾或便溺結秘並宜服之

當歸　大黄各四錢　甘草　芒硝各二錢

右水二鍾薑三片煎取八分温服一方去當歸名調胃承氣湯

防風通聖散方見中風門　治燥熱已成口燥咽乾肌膚燥痒服保肺金

人參固本丸　歌云　人參固本麥門冬　黄栢天門成劑服　生熟淮黄五味同　腎枯燥熱見神功

治腎水枯竭三焦燥熱渴欲引飲者

熟地黃 生地黃酒洗各四兩 天門冬去心 麥門冬 五味子各二兩

人參 黃柏酒炒四兩

右爲細末煉蜜搜和次入人乳一合石器内搗千餘下丸如梧子大每服五十丸空心鹽湯下

加味大補丸 歌云 大補丸中用黃柏 人參五味熟准黃 麥門知母并龜板 燥熱陰虛服最良

治結熱咽乾口燥服此以濟真水

黃柏酒炒四兩 熟地黃酒蒸四兩 人參 五味子 麥門冬 知母酒製

龜板酒炙各一兩

右爲細末煉蜜爲丸如梧子大每服五十丸空心鹽湯下

道滯通幽湯　歌云道滯通幽歸與麻　桃仁生熟地紅花　更加甘草同爲劑　秘結幽門服最佳

治大便難幽門不通上衝吸門不開噎塞不便燥閉不得下治在幽門以辛潤之

當歸　升麻　桃仁各一錢　生地黃　熟地黃各五分　紅花

甘草各三分

右㕮咀水煎調檳榔末五分食前服內加大黃名當歸潤燥湯

元戎四物湯　歌云元戎四物大黃歸　芎藥川芎熟地隨　更入桃仁均分服　陰虛燥結即無危

治臟結秘澁不通燥渴服此以救津液

當歸　熟地黃　川芎　白芍藥　大黃煨　桃仁

右各等分水二鍾煎取八分空心溫服

東垣潤腸丸　歌云潤腸丸內入秦艽羌活大黃并皂角麻子桃仁歸用稍血風秘結不須勞

治大便秘澁或乾燥秘塞不通乃風秘血秘此潤燥和血踈風劑也

麻子仁　桃仁去皮尖各二兩　歸稍　大黃煨　羌活　秦艽各二兩

皂角仁存性一兩半其性得濕則滑濕滑則燥結自通

右除二仁另研餘爲末和勻蜜丸如梧子大每服五十丸空心湯下又方名活血潤燥丸於本方去秦艽加防風也

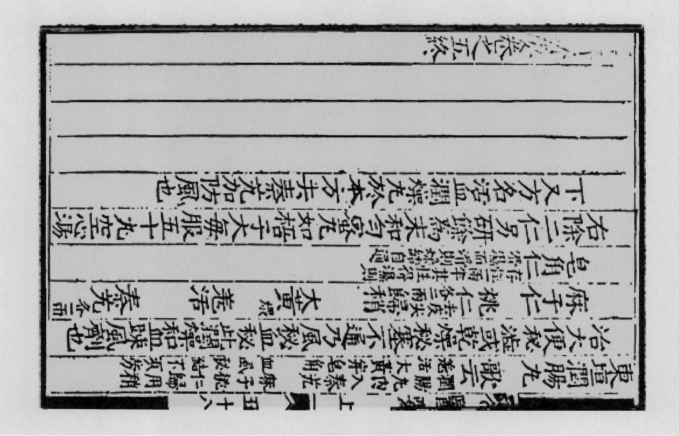

卷之五終

[illegible][illegible]醫旨要卷之六

傷寒門

傷寒論

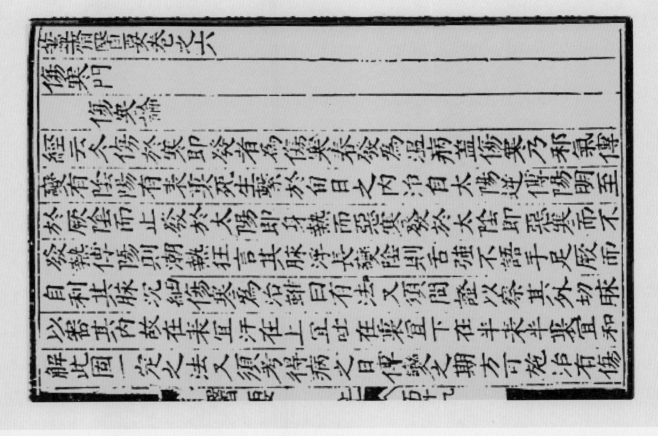

經云冬傷於寒即發者為傷寒春發為温病蓋傷寒乃邪氣傳變有陰陽有表裏死生繫於旬日之内治自太陽逆傳陽明至於厥陰而止發於太陽即身熱而惡寒發於太陰即惡寒而不發熱傳陽則潮熱狂言其脉浮長變陰則舌強不語手足厥而自利其脉沉細傷寒為治雖曰有法又須問證以察其外切脉以審其内故在表宜汗在上宜吐在裏宜下在半表半裏宜和解此固一定之法又須考得病之日傳變之期方可施治有傷

寒八九日已上病未解者或初一經受病即不能相傳或已傳三陽訖而不能傳於陰或日傳二經名爲兩感如一日太陽受之即與少陰俱病則身熱頭疼口乾而渴二日陽明即與太陰俱病則身熱譫語脹滿不欲食三日少陽即與厥陰俱病則耳聾囊縮而厥三日傳遍至六日不可救矣此三陰三陽臟腑皆受病者也又有得病之日即四肢厥冷者爲陰厥又有經日微厥而後發熱者爲熱厥又有不厥而即變陽證或脅腹痓悶引痛坐卧不安胃氣喘息又不可拘日數即宜下之又有六七日火腑結燥不食其脉細緊皆曰當下却有頭痛惡寒項上有汗或小便清利乃表證未除仍宜汗之或裏寒表熱裏熱表寒皆

當先救其裏後治其表不應汗而反下之則熱畜於裏或為瘀血發狂者結而為痞為結胸者結胸者心下緊滿如按石而痛手不可近痞者但緊滿而不痛用藥不同若應下而反汗之則津液枯竭亡陽譫語者譫語為實鄭聲為虛若應咀而反溫之則毒氣鬱於胃發而為斑色如錦文者生黑者死大抵傷寒證治最當辯陰陽觀傳變及推古人立法深意如冬時即發之傷寒初感一二日在太陽經頭疼身熱脊強惡寒自汗此風傷衛不可汗以桂枝湯主之太陽一二日頭疼身熱脊強惡寒不惡風無汗此寒傷榮可汗以麻黃湯主之此千古不易之大法也若夫過時之溫暑則又不可以此例治耳蓋溫暑雖亦因冬時肖

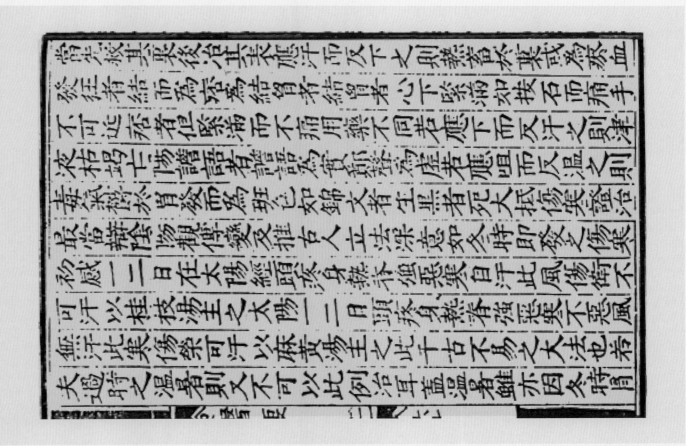

寒毒伏藏於肌膚而未即發至此隨春夏溫煖之氣變而爲溫爲熱不得復言其爲寒也所以仲景言溫病不惡寒者其理可見矣故春分以後秋分節前天有暴寒爲時行寒疫也三月四月其時陽氣尚弱爲寒所折病熱則輕五月六月陽氣已盛爲寒所折病熱則重七月八月陽氣已衰爲寒所折病熱亦微是知時行寒疫與溫熱二病所論陽氣盛衰時月則同至於論暴傷之寒與伏寒已變之寒自是相遠也能知溫暑本無寒証其暴寒証者皆內傷雜病與暴寒所中也至於劉守眞出亦以溫暑作傷寒立論而遺即病之傷寒蓋亦不無桂枝麻黃之惑也殊不知仲景立二湯之有所主用二湯之有其時而本不欲用

之於夏日也何則寒之初客於表也開腠理鬱陽氣而爲熱故非辛温之藥不能開腠理以瀉其熱至於風邪傷表雖反踈腠理而不閉然邪既客表則表之正氣受傷而不能流通故亦發熱也必以辛甘温之藥發其邪則邪去而腠理自密矣其所以不加寒藥者蓋由風寒在表又當天令寒冷之時而無所避故也後人不知立法之意遂以爲二湯辛温有熱有犯於春夏之司氣而不敢用於是有須加寒藥之論而不知其法專爲即病傷寒者立也故除傳經熱病之外其直傷陰經與太陽不鬱熱即傳陰經諸寒証皆有所歸着而不復疑爲藥寒誤下而生矣若春夏有惡寒惡風有汗無汗之証蓋春夏暴中風寒之新病

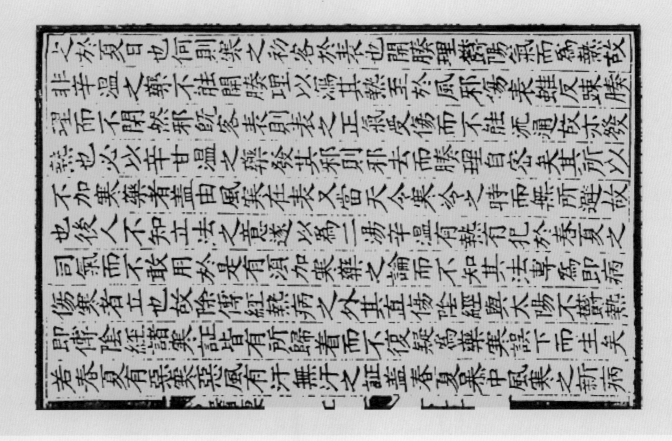

非冬時受傷過時而發者不然則或是温暑將發而復感於風寒或因感風寒而動乎久鬱之熱遂發温暑也仲景曰太陽証發熱而渴不惡寒者爲温病觀此則知温病不當惡寒而當渴其惡寒而不渴者非温病矣仲景雖不言暑病然暑病與温病同但復過一時而重加於温病矣其不惡寒而渴則同也春夏雖有惡寒惡風表証其桂枝麻黄二湯終難輕用勿泥於發表不遠熱之語也於是而用辛凉解散庶爲得宜苟不慎而槩用之誠不免夫狂燥斑黄衄血之變而亦無功也若夫仲景於三陰經每用温藥亦由病之必須用與用之有其時耳若謂仲景不獨爲即病者設則凡時行及寒疫温瘧風温等証亦通以傷

寒六經病諸方治之乎故曰冬温之毒與傷寒大異又曰寒疫與温病及暑熱相似但治有殊耳而内經有曰熱淫於内以苦發之柴胡黄芩是也裏不足者以甘緩之人參甘草是也邪在半裏則裏氣逆以辛散之半夏是也邪在半表則榮衛爭以寒辛解之生薑大棗是也此皆爲和解之劑可通治四時之温暑寒疫隨証加減方是中和之道切莫妄施吐汗下三法以致壞証百出而不可救也若夫辯陰陽觀傳變因病用藥而深得古人遺意者則大畧已具於吳蒙齋傷寒一賦矣更類集於後俾便觀覽云

陰証如陽

夫陰証如陽必病人頭面青黑手足厥冷不燥渴六脉沉細陰証了然知有身熱而渴譫語鼻衄發黄發班大小利六脉浮大者陽証俱備而不然者身雖煩熱而手足指尖微有厥冷諸陽會於四肢此辯陽氣有無之要法雖有煩渴引飲亦自喜熱而惡冷雖譫語而鄭重之聲散而不知高下或卧而譫語醒而又定若誤發其汗下厥上竭皆能鼻衄縱有發黄發班大小便不利陽証具備略不燥渴脉雖浮大或散而數按之全無此陰盛隔陽裏寒外熱陰証如陽諦矣經云脉從而病反何以知曰脉至而從按之不鼓此陽中伏陰之脉正合此也

陽証如陰

夫陽証如陰必病人面紅舌白狂言渴欲飲冷內煩燥擾六脉浮數陽証了然却有面不紅面不甚譫言微有燥渴而嗜臥不煩身體微厥六脉微細若陰證俱備而不然者面雖不紅不甚言語問答之間精神面色藴而不散雖不甚渴却自喜冷雖嗜臥昏醉力喚之精神自定身雖微厥手足指尖反常温暖脉微雖按之不實數紛無間斷若小腹堅硬大便數日不通胸中痞悶以手按之則疼此因失下陽証如陰諦矣經云三陰其反何如曰脉至而從按之皷甚而盛也此陰中伏陽之脉正合此也

傷寒傳變論

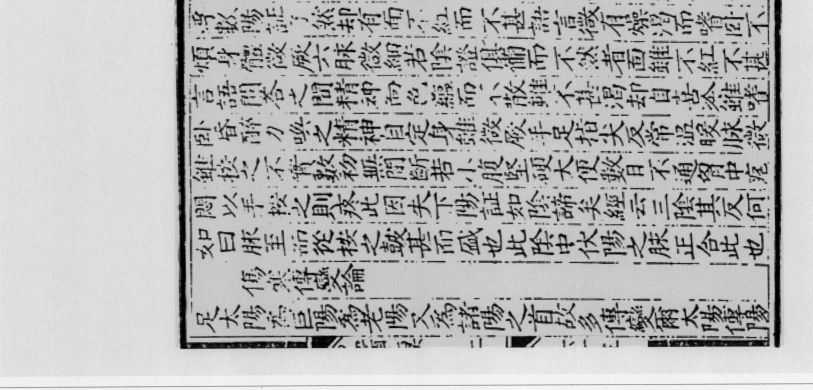

足太陽為巨陽為老陽又為諸陽之首故多傳變爾太陽傳陽

剛謂之微邪是水傳土也又謂之循經得度傳太陽傳少陽謂之越經傳太陽傳太陰謂之誤下傳太陽傳少陰謂之表裏傳傳變之邪六陽爲甚復傳少陰水勝火火勝水此南北二方之變頃刻之間其害人也甚於太陽多矣若辯之不早必成不救之疾太陽傳厥陰謂之首尾傳厥陰與督脉上行與太陽相接又名巡經得度傳實變至重不爲不多矣然傷寒六經傳變或虛或實或冷或熱無非邪氣之所爲也有次第傳經之陽邪有直入本經之陰邪有下後内陷之邪皆不可不辯也而華陀亦云傷寒一日在皮二日在膚三日在肌四日在胷五日在腹六日入胃即傳裏也大抵邪在陽經則易治傳入陰分則危殆蓋陽

微陰盛正虚邪實之也然究其所傳止在足經而不傳手經者何也蓋傷寒為病得之冬月足太陽膀胱經為首次至足厥陰肝經為尾此病惟傷北方與東方及戌土土有足陽明胃濕之專位兼丑上有足太陰脾土之專位蓋足之六經皆在東北之方又仲景云無奇經則無傷寒緣奇經皆附足六經不附手經寒邪只傷足經者為有奇經故也若或傳至五六日間漸變神昏不語目赤唇焦與食則嚥不與不思六脉沉細而不洪大或至十日以來形貌如醉神昏不已此乃熱已傳手少陰心經也蓋本太陽經傷風風為陽邪陽邪傷衛陰血自燥熱畜膀胱壬病逆傳於丙丙丁兄妹由是傳心心火自上迫而熏肺所以神

昏也此膀胱傳丙足傳手也下傳上表傳裏又謂腑傳臟也亦由邪蘊日久因足經實手經虛故寒熱互有因汗下差誤而傳有因七情或勞倦等而致者有之大抵傳手經必有所因也所以古人有救逆復脉等法豈但切中病情實啓後人之意例也

傷寒証治賦 浙省呂六蒙齋撰

傷寒爲病反復變遷賴先師究詳之遺旨成後學診治之良詮太陽則頭疼身熱脊强陽明則目痛鼻乾不眠少陽耳聾脇痛寒熱嘔而口爲之苦太陰腹滿自利尺寸沉而津不到咽少陰舌乾口燥厥陰煩滿囊拳一二日可發表而散三四日宜和解而痊五六日便實方可議下七八日不解又復再傳日傳二經

病名兩感經傳六日應無一全太陽無汗麻黄為最太陽有汗桂枝可先小柴胡為少陽之要領大柴胡行陽明之秘堅至三陰則難拘定法或可温而或可下宜數變以曲全生意或可大而或可圓且知陽證下之早者乃為結胸陰證下之早者因成痞氣發狂為血畜于内又大便之極實發黄乃熱積于中焦小便之不利微喘緣表之未解喘滿而不惡寒者當下而痊微煩為陽之相勝煩極而反發厥者乃陰所致狐惑坐緣失汗蟲食臟及食肛蚘厥却緣多饑蟲攻咽及攻胃渴乃煩多斑為熱熾陽明内實則為寒熱往來太陽中風因作剛柔二痓衄血雖為欲解動陰血者為厥竭之憂厥利雖若尋常反能食者有除中

之忌厥有二端治非一類陰厥脉沉而細初緣利過陽厥脉滑而沉始因便秘治陽則芒硝大黄治陰則附子薑桂死生係反掌之間脉藥可折肱而治因知風温汗不休當用漢防已育痞利不止宜服禹餘糧併病歸于一經邪不傳兮表解疾愈戰汗分爲四證陽勝陰兮熱退身凉咳逆者羌活附子腹痛者桂枝大黄微虛相搏則爲短氣勞食再復乃成内傷陽明背惡寒而唇口燥懸知白虎爲最火陰身體疼而筋肉惕乃開真武至强將欲發黄先出頭汗始因火迫終至亡陽渴欲飲水水入即吐者五苓散燥欲漱水水入不下者犀角湯况乃大青龍皆逆風寒小承氣証譫潮熱不得眠而煩躁甚鷄子入於黄連但有熱

而嘔噦類。薑汁加於竹葉一七瓜蔕散吐傷寒中脘痰涎三物桃花湯理少陰下利膿血厚朴半夏治腹脹爲偏宜葱白麻黄理頭疼爲至截調溫毒可用黑膏散赤斑當行紫雪吐血者須煎黄連藥皮咽痛者通用猪膚甘桔三物白雖云傾峻散結胸乘實中焦十棗湯固非泛常治痞滿痛連兩脇加以大熱錯語呻吟乾嘔者黄連解毒脉遲熱多寒少血弱者黄耆建中汗之過多動悸而惕下之先時懊憹在胸旋覆代赭理心痞而噫不息桂麻各半療身癢而汗不通勞復身熱湯名猳鼠糞腸垢臍熱痢用白頭翁疫癘者春夏秋冬各有法用須十全九證百合者行住坐卧皆不定號爲百脉一宗常謂多眠身猶灼熱風溫可用萎蕤不眠心蘊虛煩歛汗必須酸棗手足攣搐當末牛蒡根咳嗽生痰宜行金沸草不可汗本有數種動氣與風濕脉虛不可下自非一端動氣與陽浮在表濕證不可汗傷霍亂多緣熱惱溫病發於春夏要須柴葛以解肌奔豚協逐寒邪多用桂苓為可保蓋聞乍寒微熱名似瘧不嘔清便必自愈臍痛引陰名藏結下利白胎不可醫口燥咽乾雖少陰下莫可緩肉瞤筋惕發動氣汗以致龐陽明與少陽合病脉弦者名曰負傷寒與熱病將痊食多者號曰遺自汗有風溫濕溫若亡陽則术附可用身痛有表證裏證若陰毒則四逆尤遲脾約者大便難而小便數治用大黃枳殼協熱者小便澁而大便利用須黃連當歸

嘔吐有寒有熱，寒則當温，熱當以解。讝語有虛有實，實則可下，虛不可為。陽毒則狂斑煩亂，以大青升麻可廻困篤；陰毒則唇青厥逆，以正陽甘草或拯顛危。發厥汗脅煩尤甚，此藏氣厥而精神散；大汗後身熱愈盛，此陰陽交而魂魄離。嗟夫！生死之關，陰陽是主。陽脉見於陰經，其生也可知；陰脉見於陽經，其死也可許。土喪木王則為賊，能無剋制之災；水升火降則為和，會見歡欣之樂。緣傷寒傳變之不常，非雜病徑直而可取。是用啓為心神，洞窺臟腑，推測隱之端，以濟乎今；拯疲癃之疾，以遵乎古。庶幾可登仲景之堂，不負乎諄諄之語。

桂枝湯

歌云：太陽証用桂枝湯，芍藥同加甘草薑，更入桂枝并大棗，頭疼身熱即安康。

治太陽頭疼身熱有汗惡風脊強骨節痛

桂枝　芍藥　生薑各二錢五分　甘草一錢　大棗五枚

右水二鍾煎取八分去滓温服三次取微汗不可淋漓

麻黄湯　歌云太陽發熱証無疑甘草麻黄與桂枝更入杏仁同劑服微微取汗即無危

治太陽發熱頭疼脊強身痛無汗惡寒不惡風

麻黄一兩　桂枝五錢　甘草二錢五分　杏仁七枚

右水二鍾先煮麻黄一鍾去上沫内諸藥煎取一鍾半分二服取汗

大承氣湯　歌云承氣湯中用大黄芒硝厚朴更非常彼加枳實同為劑熱在陽明即見康

治陽明熱盛汗出譫語目不了睛不和便實急下之

大黄　枳實　厚朴各一錢五分　芒硝一錢

右水三鍾煎三沸作一鍾半去滓入硝再煎數沸分二服得利勿進次服減芒硝即名小承氣湯

黄芪建中湯　歌云建中湯內用黄芪更入棗薑煎取服芍藥生甘與桂枝陽明汗治最爲宜

治陽明汗出小便利此津液内竭大便雖硬不可攻

黄芪三錢六分　芍藥二錢　甘草一錢　桂五分

右水二鍾薑三片棗二枚煎取八分去滓入餳少許再煎數沸分作二服如原大便溏或嘔勿加餳

四逆湯　歌云傷寒厥冷在陰經附子中分生熟用藥在乾薑甘草行湯名四逆至爲精

治太陰無熱口不渴及少陰食入口即吐膈上有寒手足厥冷者

附子五錢去皮尖鹽水浸濕紙裹泡半熟　乾薑　甘草各三錢

右水二鍾煎至八分去滓分作二服若婦人因合陰陽臍腹絞痛

手足厥冷加桂心熟地黃

藿香正氣散　歌云藿香正氣散為珍大腹蘇苓朴梗陳芷术棗薑甘草夏傷寒取服效如神

治傷寒頭痛增寒壯熱喘咳及五勞七傷傷寒疫癘氣心腹冷反

胃嘔逆霍亂吐瀉

大腹皮六分　藿香一錢八分　厚朴一錢二分　白术　陳皮　苦梗

半夏麯各一錢二分　白芷　茯苓　紫蘇各三分　甘草一錢五分

右用水二鍾薑三片棗一枚煎取七分去滓熱服

升麻葛根湯　歌云升麻與葛根芍藥甘草均此料均為劑輕重各相因

治大人小兒時氣溫疫頭痛發熱肢體煩疼及瘡疹已發未發皆治

升麻　白芍藥　甘草各一錢　葛根一錢五分

右㕮咀水一鍾半煎至七分不拘時去滓熱服

和解散　歌云散名和解加蒼朮藁本同甘桔梗陳咳嗽頭疼虛盛日棗薑煎服效如神

治男子女人四時傷寒頭疼增寒壯熱煩燥自汗欬嗽吐痢

厚朴薑汁製炒　陳皮　藁本　桔梗　甘草各一錢半　蒼朮二錢

右水二鍾薑三片棗二枚煎至八分不拘時熱服

人參養胃湯　歌云養胃湯名藿草苓烏梅草果并蒼朮陳皮厚朴夏人參加附名為不換金

治外感風寒內傷生冷增寒壯熱頭目昏疼肢體拘急不問風寒二

證及內外之殊均可治療

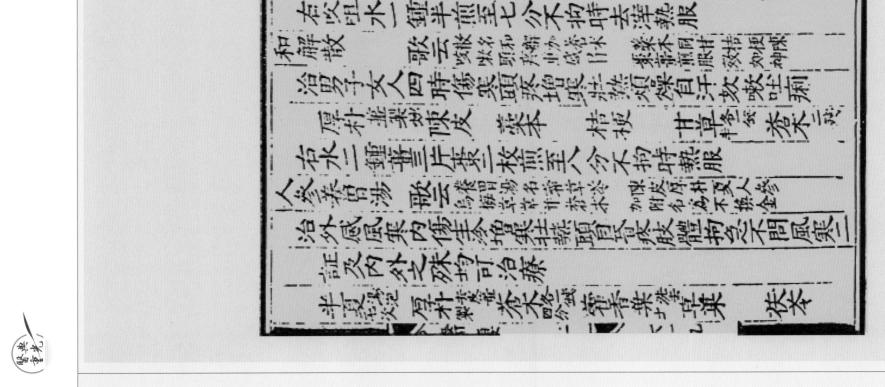

半夏湯泡七次　厚朴去皮薑製　蒼朮各一錢四分　藿香葉去土　草菓　茯苓

人參各一錢三分　甘草炙三分　橘紅一錢八分

右用水二鍾薑七片烏梅一箇煎至一鍾食後熱服先用被蓋汗出自然解散

參蘇飲　歌云和劑名方參與蘇，陳皮枳殼桔前胡，茯苓夏葛并甘草，感冒諸傷即可無

治感冒發熱頭痛或因痰飲爲熱雖有前胡乾葛但能解肌既有枳殼橘紅自能快膈不傷脾胃大治中脘痞滿嘔逆開胃進食

木香一錢　紫蘇葉　乾葛　半夏湯泡七次　前胡　人參

茯苓去皮各七分　枳殼去穰　桔梗　甘草　陳皮去白各一錢

右㕮咀水二鍾薑七片棗一枚煎八分不拘時熱服

小柴胡湯　歌云清肌退熱小柴胡，甘草人參更去苦，半夏黃芩同劑服，傷寒諸證即時蘇

治傷寒瘟病身熱惡風頸項強急胷脇滿痛嘔噦煩渴寒熱往來

身面皆黃或過經未解或勞後發熱並宜服之

半夏　柴胡　人參　甘草　黃芩各一錢

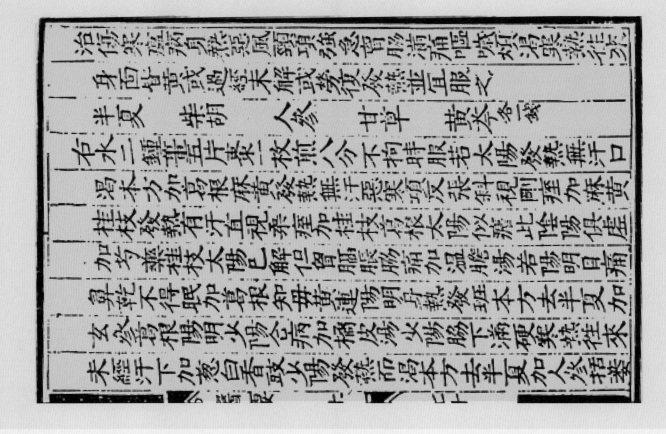

右水二鍾薑五片棗一枚煎八分不拘時服若太陽發熱無汗口渴本方加葛根麻黃發熱無汗惡寒項反張斜視剛痓加麻黃桂枝發熱有汗直視柔痓加桂枝葛根太陽似瘧此陰陽俱虛加芍藥桂枝太陽已解但胷脇脹滿痛加溫膽湯若陽明目痛鼻乾不得眠加葛根知母黃連陽明身熱發斑本方去半夏加玄參葛根陽明少陽合病加橘皮湯少陽脇下滿硬寒熱往來未經汗下加葱白香豉少陽發熱而渴本方去半夏加人參栝蔞

根最當因病加減可也

大柴胡湯　歌云 将軍枳實大柴胡　赤芍黄芩半夏扶 旬日感傷譫語甚　能投此藥即時無

治傷寒十餘日邪結在裏寒熱往來大便秘澁腹滿脹痛語言譫妄心中痞硬或不大便五六日繞臍刺痛時發煩燥及汗後如瘧日晚發熱臟腑實脉有力者可服之

枳實　柴胡　大黄各一錢半　半夏湯泡七次一錢　赤芍藥　黄芩各一錢

右用水二鍾薑五片棗一枚煎取八分食後温服

竹葉石膏湯　歌云 竹葉石膏加半夏　人參甘草麥門冬 後加糯米同煎服　感後虚煩漸有功

治傷寒時氣表裏俱虚遍身發熱心胸煩悶或汗已解内無津液虚羸少氣胸中煩滿氣逆欲吐及諸虚煩熱與傷寒相似不惡

寒頭與身俱不痛脉不緊數不可汗宜服此藥

人參　麥門冬去心　甘草各一錢　石膏一錢　半夏湯泡七次七分

右水二鍾薑五片入青竹葉七片糯米一撮煎八分不拘時服

溫膽湯　歌云湯名溫膽加甘草　病餘枳實同煎服　半夏陳皮竹茹苓　清熱消痰效最灵

治傷寒病後倦虛心煩有痰胸不寬大便硬口乾及心膽虛怯

半夏　枳實各一錢麩炒　橘紅　茯苓各一錢　甘草三分　竹茹一團

右水二盞薑七片棗一枚煎至八分食前稍熱服之

白虎湯　歌云白虎名湯藥莫輕　三陽合病身沉重　石膏知母草相同　不解加參莫後功

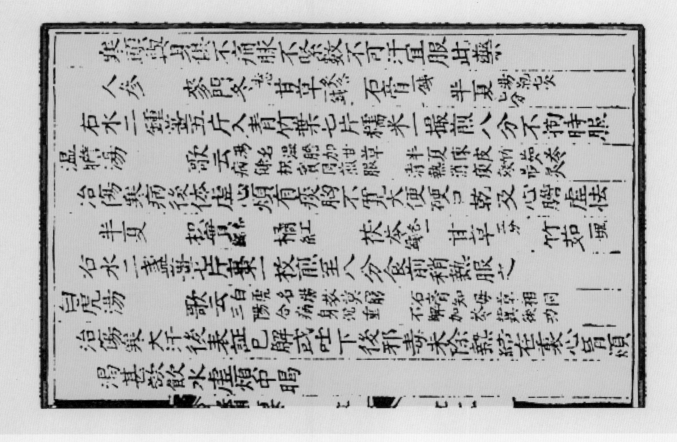

治傷寒大汗後表證已解或吐下後邪毒未除熱結在裏心胸煩渴甚欲飲水虛煩中暍

知母二錢 甘草一錢 石膏一錢半

右水二鍾粳米五十粒煎八分不拘時服立秋後并亡血家並不可服

九味羌活湯 歌云 九味羌活湯白芷風細辛蒼朮并羌活 黄芩生地草川芎表裏陰陽最有功

治發熱惡寒無汗或自汗頭疼項强或傷風見寒脉傷寒見風脉並宜服之

羌活 防風 蒼朮各一錢半 川芎 白芷 生地黄

黄芩 甘草 細辛各一錢

右㕮咀水二鍾煎取八分溫服

十神湯 歌云 和劑方中號十神麻黄芷葛芎香附 紫蘇甘草芍升陳試服傷寒效至神

治時令不正瘟疫妄行人多疾病此藥不問陰陽兩感或風寒濕痺皆可服之

川芎　甘草炙　麻黄各一錢分去節　乾葛三錢八分　赤芍藥　白芷

升麻　陳皮　紫蘇　香附子各二錢一分

右水二鍾薑五片煎至八分不拘時熱服頭疼加連鬚葱白三莖

人參敗毒散　歌云人參敗苓草川芎更入前胡羌獨活桔梗柴苓枳殼從棗薑煎服附神功

治風濕身腫体痛惡風疫瘟四時通用

人參　甘草　川芎　桔梗　柴胡　茯苓

枳殼　前胡　羌活　獨活

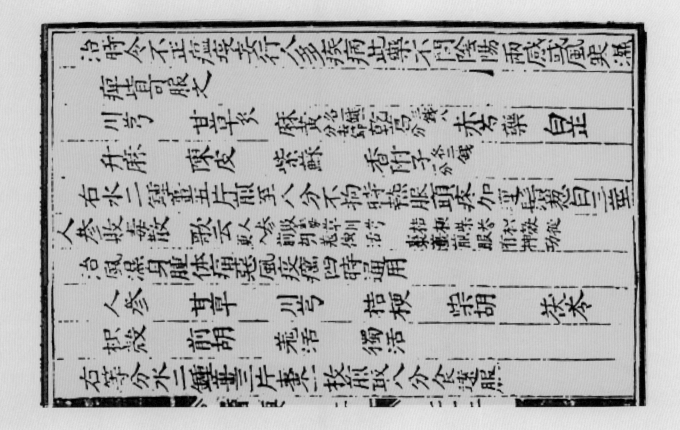

右等分水二鍾薑三片棗一枚煎取八分食遠服

五積散　歌云　五積芎麻夏芍歸　芷苓蒼桔殼陳皮　乾薑朴梗同甘草　散逆寒邪妙取奇

治外感風寒冒寒濕身体重痛

川芎　麻黄　半夏　芍藥　當歸　白芷

茯苓　蒼朮　官桂　枳殼　陳皮　乾薑

厚朴　桔梗　甘草

右等分水二鍾薑三片煎取八分温服

理中湯　歌云　理中湯用草乾薑　白朮人參等分良　口休脹痛加附子　腹疼嘔乱即無傷

治太陰自利不渴寒多而嘔腹痛霍亂鴨溏蚘厥四體寒冷

白朮　人参　乾薑　甘草　附子

右等分水二鍾煎取八分温服

門

氣証論

地之氣常則安變則病而人禀天地之氣五運迭侵於外七
交戰於中遂有九氣之分而百病皆由之而生如怒則氣上
則氣緩悲則氣消恐則氣下寒則氣收炅則氣泄驚則氣亂
勞則氣耗思則氣結此九氣者皆能致其疾怒氣所至為嘔血
為飧泄為諸厥為筋縱為胷滿脇痛為喘渴煩心為目暴盲耳
暴閉食則氣逆不下發於外為疽癰喜氣所至為多笑為毛焦
為肉病為陽氣不收甚則為狂悲氣所至為陰縮為筋攣為肌
痹為脉痿男為溲血女為血崩為酸鼻辛頞為目昏為少氣為

泣恐氣所至爲破䐃脫肉爲骨痿痿厥爲面熱膚急爲陰痿爲懼而脫頤驚氣所至爲潮涎爲目睘爲口呿爲癡癎爲僵仆久則爲瘂痺勞氣所至爲咽噎爲喘促爲欬血爲腰痛骨痿爲高骨壞爲陰痿男爲少精女爲不月思氣所至爲昏瞀爲中痞爲咽嗌不利爲膽癉嘔苦爲筋痿爲白淫爲不嗜食寒氣所至爲上下所出水液澄徹清冷下痢清白腹痛急痛癥瘕癲疝屈伸不便厥逆禁固炅氣所至爲喘嘔吐酸暴注轉筋小便渾濁腹脹如鼓癰疽瘍疹瘤氣結核吐下霍亂衄衊血污身熱惡寒戰慄譫妄凡此九者內經皆以五行相勝之理治夫怒傷肝肝屬木怒則氣并於肝而脾土受邪不太過則肝亦自病喜傷心心

爲火喜則氣弁於心而肺金受邪火大過則心亦自病悲傷肺恐傷腎思傷脾而肺腎肝之自病亦同以至寒傷形形屬陰寒勝熱則陽受病寒太過則陰亦自病炅傷氣氣屬陽熱勝寒則陰受病熱太過則陽亦自病凡此又更相爲治故悲可以治怒喜可以治悲恐可以治喜怒可以治思思可以治恐炅可以治寒寒可以治炅逸可以治勞習可以治驚九氣之治各有分別矣此然爲方多用氣藥固然但不分其寒熱兼痰虛實之例而於寒熱二證亦似謂偕於九氣兼用氣藥其謬甚矣且七情諸證有乘逆厥中之例人有苦樂安逸之異是以先哲就用五志相勝之理治之藥之於傷寒溫暑自有其例也後世不能本此

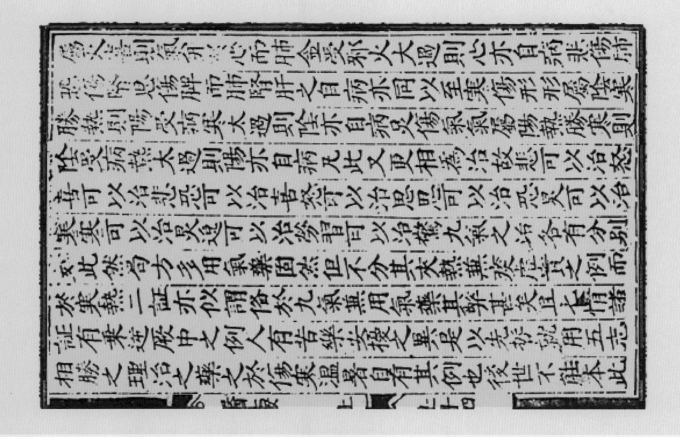

恃之於藥而相勝之理不行況其藥不熱即峻虛虛實實不無
差誤故河間等出究病機所至之因以平火爲主熱五志相勝
之理爲治庶變亦已至矣而東垣丹溪更論諸氣爲病有鬱痞
逆滯不同隨証用藥有寒熱温涼之異如勞氣者宜補中益氣
滋陰助陽或兼而挾之邪論治深備先哲之旨趣也又有因憂
恚寒熱動氣傷神致陰陽不和臟腑生病結於胸中遂成五膈
之病一曰憂膈胸中氣結津液不通飲食不下羸瘦短氣二曰
恚膈心下實滿噫輙醋心飲食不消大小便不利二曰氣膈胸
脇逆滿咽塞不通噫聞食臭四曰寒膈心腹脹滿咳嗽氣逆噎
上苦冷雷鳴臍痛不能食肥五曰熱膈五心中熱口爛生瘡四

肢煩重唇口乾燥身體或熱腰背疼痛胃痺引背不能多食又有破滯氣之論曰氣結則生痰痰盛則氣愈結故調氣必先豁痰如此氣湯以二陳為生而佐之以辛益良法也況夫冷則生氣調氣須用豁痰亦不可無溫中之劑不然七情相干痰涎凝結如絮如膜如梅核窒礙於喉咽之間咯不去嚥不下或中滿難食或上氣喘急曰氣滯曰氣秘曰氣中以至五六聚痃癖癥瘕心腹塊痛發則欲絕殆無往而不至矣

順氣木香散　歌云木香順氣草茴香桂朴丁陳桔梗蒼更入縮砂藥二味和衷快膈最為良

治氣不升降嘔逆惡心胸膈痞悶脇肋脹滿噫氣吞酸心脾刺痛大便不調面黃肌瘦婦人血氣冷氣一切刺痛並皆治之

丁皮不見火 砂仁 良薑炒 肉桂去皮 乾薑炮 甘草炒

陳皮 厚朴去皮薑製 蒼朮米泔浸 桔梗 茴香各五分

右水二盞薑三片棗二枚煎取八分不拘時溫服

蟠葱散

歌云蟠葱散用草蓬稜蒼朮檳榔青與桂胡索丁皮共茯苓砂仁薑劑效如灵

治男子婦人脾胃虛冷攻築心腹脇肋刺痛背項拘急疼痛時或嘔逆霍亂轉筋泄瀉膀胱氣刺小腸及外虛腫痛婦人血氣滯氣攻刺癥瘕塊硬臍腹疼痛並皆治之

玄胡索 蒼朮米泔浸 甘草 茯苓去皮 蓬朮 三稜煨

檳榔各七分 肉桂去皮 乾薑炮各五分

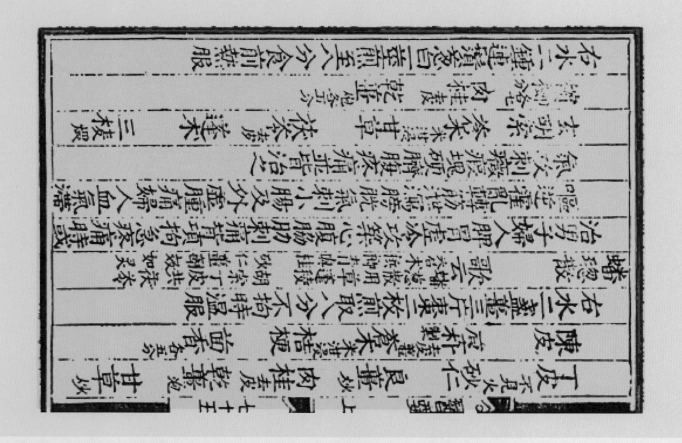

右水二鍾連鬚葱白一莖煎至八分食前熱服

七氣湯　歌云和劑方中七氣湯，桂參半夏用非常，更加甘草同薑棗，服治虛痰內氣傷

治虛冷上氣及寒熱恚怒憂喜愁諸氣所傷痰結聚積心腹絞痛

不能飲食時發時止發即欲死此藥主之

人參　甘草炙　肉桂各一錢半　半夏湯泡七次五錢

右㕮咀水二鍾薑五片棗一枚煎至八分食前稍熱服

五膈寬中湯　歌云寬中快膈出名方，丁朴青皮草木香，香附砂仁并荳蔻，薑鹽煎服效非常

治因憂恚寒熱動氣傷神致陰陽不和臟腑生病結於胷膈遂成

五膈之病及一切諸氣並皆治之

白荳蔻去皮　甘草炙　木香　厚朴去皮薑汁炙　砂仁　丁香

青皮去白　陳皮　香附子炒

右等分水二鍾薑三片塩少許煎取八分不拘時服

復元通氣散　歌云復元通氣成名散白丑陳皮茴共酬▲山甲玄胡草木香腰疼酒服即時康

治氣不宣流或成瘡癤并閃挫腰脇氣滯不散

茴香　穿山甲蛤粉炒各二兩　白牽牛炒　玄胡索　甘草炙　陳皮　木香

右為極細末每服一錢熱酒調服

分心氣飲　歌云分心白朮菓蘇桑木香香附參冬桔丁皮陳朴草藿香大腹檳榔服最良

治男子婦人一切氣不和心胸痞悶脇肋虛脹噎塞不通嘔噦惡
心頭目昏眩四肢倦怠口苦舌乾飲食減少

木香不見火　桑白皮　丁皮　檳榔　桔梗　麥門冬去心

草菓仁　大腹皮　厚朴薑製　白朮　人參　香附

紫蘇　陳皮　藿香　甘草炒各六分

右等分水二鍾煎至八分食遠温服

蘇子降氣湯　歌云降氣湯中蘇子歸　前胡厚朴桂陳皮　更加半夏半甘草　薑棗同煎效可推

治虛陽上攻氣不升降上盛下虛痰涎壅盛咽喉不利頭目昏眩

肢體浮腫

前胡　紫蘇子　半夏湯泡七次　川當歸　甘草　陳皮

厚朴各一錢　肉桂七分

右水二鍾薑三片棗一枚煎取八分不拘時熱服

沉香降氣湯　歌云沉香降氣用沉香　附子砂仁甘草良　更入少鹽湯調服　陰陽氣滯即時康

治陰陽壅滯氣不升降胷膈痞塞咳嗽痰涎脾胃留飲脇下支結

及中寒咳逆脾濕泄瀉臍下攪痛毒氣上衝心腹堅滿肢體浮
腫並皆治之

香附子炒一兩　沉香一錢八分　砂仁一錢　甘草二錢

右為極細末每服三錢入鹽少許熱湯食前調服

疝門

諸疝論

難經曰任之為病其內苦結男子為七疝女子為瘕聚蓋疝專主肝經宜通勿塞彼人之睪丸主少陰腎囊郛主太陽膀胱其所患處係厥陰肝木之地經曰肝者筋之合也與其所會於睪囊則曰疝主肝經脈肝為相火有瀉無補故言宜通勿塞也論者有言疝屬寒者循

言氣濕熱痰積因寒觸而作者有言兼寒熱者有言分三因者而總不外於七疝名証若其状囊冷結硬如石陰莖不舉或控睾丸而痛是為寒疝此乃因於坐臥濕地或涉寒水或冒雨雪或臥磚石或風冷處使內過勞所致也若腎囊腫痛陰汗時出或囊腫而如水晶或囊痒而出黄水或少腹按之作水聲是為水疝此乃因於飲水醉酒使內過勞汗出而遇風冷濕之氣聚於囊中故水多而卒成疝也若陰莖腫脹或潰或膿或痛而裏急筋縮或莖中痛極則痒或挺縱不收或白物如精隨溲而下是為筋疝此乃因於房室勞傷及邪術所致也若状如黄瓜在少腹兩傍横骨兩端約中俗云便癰是為血疝此乃得於重感春夏大燠勞於內氣血流溢滲入脬囊留而不去結

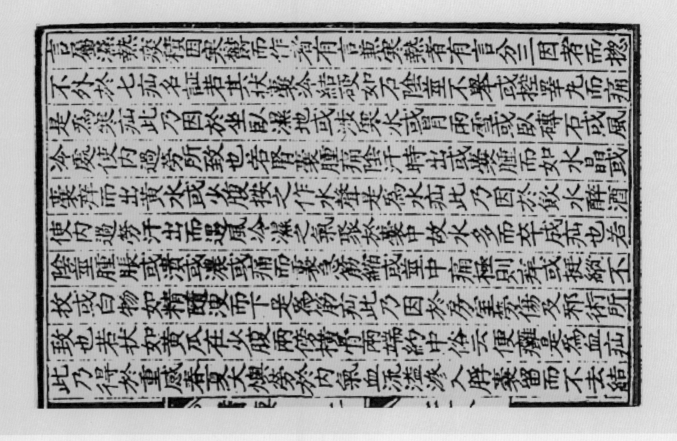

成癰腫，必深久而血多也。若其上連腎區，下及陰囊，或因號哭努心
怒則氣鬱而脹，脹則氣散者是也。或小兒多有此疾，然同偏墜治。蓋
父已年老，或年少多病，陰痿精怯，強力入房，因而有子，胎中病也。此
為痼疾，難治。若其狀如瓦，臥則入腹，行立則小腹入囊中，是為狐疝，
蓋狐則晝出穴而溺，夜則入穴而不溺，此亦出入上下正與相類也。
亦與氣疝大同小異。若其陰囊腫脹，如升如斗，不痒不痛者，為㿗疝，
此乃得之地氣卑濕所感也。然陰㿗有四種：小腹引痛而吊，名為偏墜腫
痒結硬，水出此腸㿗也；硬腫引腹臍絞痛，囊腫成膿潰，或膿出黃水，此卵
脹也。四者治有難易。又有名為木腎者，人惟昧良，慾內成脹，陰寒麻痹，故
陰陽不相交，水火不相濟，而沉寒痼冷凝滯其間，脹大作痛，頑痹結

硬疼所必至矣或因房勞外襲風冷腎氣不能宣此氣癩也或腎外腋及莖腫此水癩也凡此形証雖非臟氣多感外因亦在隨因致治若風則散之寒則溫之濕則燥之是則利之若血疝則和其血氣疝則散其氣而筋疝則以降火之劑和之因病用藥漸以求愈可也若夫睪丸反縮臍腹急痛手足厥冷脉沉細而汗出者在所不治也又女人陰戶突出雖亦此類乃熱則不禁固也不可遂謂虛寒而澁之燥之補之本名曰㿗宜以苦下之苦堅之以求效亦無不可也

烏苓通氣散 歌云 烏苓通氣草陳皮 猪澤烏苓檳芍榮 香附梔求白朮歸 木香胡索服為奇

治一切疝疾無問遠近寒熱風濕氣滯

芍藥 當歸 烏藥 香附 糖求 陳皮各一錢

白术　枳椇各七分　玄胡索　茯苓　澤瀉各五分　猪苓

甘草　木香各三分

右水二鍾薑三片煎取八分去滓溫服如惡寒脉沉細加吳茱萸

濟生橘核丸　歌云橘核爲丸療疝珍桂通海帶并昆布木香海藻楝桃仁厚朴玄胡枳實匀

治四種㿗病卵核腫脹偏有小大或堅硬如石痛引臍腹甚則膚

囊腫脹成瘡時出黃水或成癰潰爛

橘核炒　海藻　昆布　海帶各洗　川楝子炒　桃仁麩炒各一兩

厚朴製　木香　枳實麩炒　玄胡索炒　桂心　木通各五錢

右爲細末酒糊爲丸如梧桐子大每服七十丸空心鹽酒鹽湯下

虛寒甚者加炮川烏一兩堅脹久不消者加硇砂二錢醋煮旋

入二方用橘核桃仁梔子川烏茱萸為散煎服名橘核散

補腎湯　歌云 補腎[illegible]白术[illegible]炮木附子木瓜隨 [illegible]沉香草治疝氣逆疾治所宜

治寒疝入腹小腹疼痛時復泄瀉胸膈痞塞

人參　茯苓　黄芪　附子炮　白术各一錢　木香

羌活各七分　沉香四分　甘草炙　川芎各一分　紫蘇三分

右㕮咀水二鍾薑三片棗一枚煎至八分空心熱服嘔吐加半夏

一方以枳實山梔山查吳茱萸各等分為丸治諸疝定痛速效

益智湯　歌云 益智仁湯用二薑 烏頭甘草及茴香 青皮炒入鹽煎服 積疝速除漸自強

治疝氣痛連小腹其脉沉緊是腎經有積冷所致

益智仁　乾薑炮　甘草炙　茴香炒各三錢　烏頭炮　生薑各五錢　青皮

右㕮咀水一盞半塩少許煎取七分空心熱服

茱萸內消丸　歌云內消丸用花陳安山藥木香茴共服　茴楝青陳肉桂宜補虛消疝效無遺

治腎與膀胱經虛爲邪氣所搏結成寒疝伏留不去臍腹疼痛小腸氣痛陰核偏大膚囊癰腫結硬牽急瘙痒疼痛時出黃水此藥服之補虛消疝其效如神

吳茱萸湯泡　陳皮　川楝核蒸去皮　肉桂　馬藺花醋炙　青皮

山藥炒　茴香炒　山茱萸去核各二兩　木香一兩

右爲細末酒糊丸如梧桐子大每服三十至五十丸空心溫酒或塩湯下

川椒丸　歌云川椒去目地黃併八角茴香代苓芍　山藥從蓉蒼朮隨川芎甘草足云堪

治諸疝疼痛腎腫寒熱下虛

川芎　白芍藥　熟地黃　當歸　肉蓯蓉　山藥

茯苓　蒼术（米泔浸）　八角茴香　甘草　川椒（去目）

右各等分爲細末酒糊爲丸每服八十丸塩酒送下

消疝蟠蛇散　歌云（諸疝玄胡蒼术薑　三稜蓬术茯苓卸　砂仁肉桂丁皮草　人檳青皮共作方）

治諸寒疝嘔吐胷痛肚腹疼痛

玄胡索　蒼术　甘草　三稜　蓬术　茯苓

青皮　砂仁　乾薑　檳榔　肉桂　丁皮

右等分爲細末每服二錢好酒調下無

八一湯　歌云（八一湯須名最奇　山查苦楝五灵脂　陳皮歸芍山梔茯　胡索黃連十味劑）

治小腹冲心而腹為冲疝女子為瘕痃

當歸　芍藥　陳皮　山梔炒各一錢　玄胡索　黄連炒

茯苓　山查各七分　五靈脂　苦練各五分

右水二鍾薑三片煎取八分温服

葱白散

歌云散名葱白芎歸朮殼桂三稜川練茯木香茴麴麥門栽乾地參蓬芍芎續

治一切冷氣及膀胱氣發攻刺疼痛婦人胎前產後血氣刺痛

川芎　當歸　枳殼　厚朴　桂心　青皮炒　乾薑炮　茴香炒

茯苓　川練肉炒　麥門冬　神麯炒　三稜炮　蓬朮煨　熟地黄　芍藥　木香　人參

右㕮咀每服一兩水二鍾葱白二箇煎取八分入塩少許空心熱服

蓋齋醫要巻之六終

藎齋醫要

七之十

莘齋醫要卷之七

心痛門

心痛論

心痛有九種心爲五臟主正經不可傷若真心痛手足青過節旦發昔死昔發夕死今所載者心有包絡脉是心之別脉也風冷所乘痛在中脘因名心痛作輕作重未至於死手少陰心之經其氣逆爲陽虛陰厥亦令心痛其痛引喉是也心間急痛爲脾心痛腹脹而心痛爲胃心痛下重而苦泄爲寒中名腎心痛亦有客忤兇氣而心痛者又有熱厥心痛身熱足寒痛甚則煩燥而吐額自汗出者有大實中痛因氣而食卒然發痛大便或

[illegible]入而注悶不能飲食者有寒厥心痛手足逆而通身冷汗便[illegible]清利或大便而不渴者寒厥暴痛非久病也急當治之是知久病無寒暴病非熱也所謂九種心痛曰飲曰食曰風曰冷曰熱曰悸曰虫曰疰曰來去者凡治此病必先問平日起居且須分久新若明知身受寒氣口食寒物而病於初得之時當用溫散或溫利之藥若其病得之稍久則成鬱矣鬱則蒸熱熱久必生火原病式中備言之矣若欲行溫散溫利寧無助火添病邪

茯苓補心湯　方見虛損門

治心氣不足怔忡煩燥悶及心脾疼痛

玄胡索湯　歌云

玄胡索桂及姜黃　赤芍當歸没乳香
甘草蒲黃等分剉　心疼腹痛最為良

治心腹疼痛手足寒冷厥逆嘔吐昏迷

玄胡索　官桂　姜黄　赤芍　當歸

沒藥　乳香　甘草　蒲黄　木香各等分

右作一貼水二鍾薑三片煎八分食後服

七氣湯　歌云

七氣湯中用乳香　玄胡半夏并甘草

人參官桂與生薑　療服心疼效莫量

治七氣爲病及外感風寒爲心痛嘔逆惡心胷滿膨脹

乳香　人參　官桂　玄胡索　半夏

甘草各等分

右作一貼水二鍾薑五片煎八分食後溫服

却痛散　歌云

却痛散中用石蒲　蒲黄歸與靈脂共

木香宮桂及川烏　更入胡椒心痛蘇

治心氣冷痛不可忍手足寒厥面青欲吐

木香　官桂　川烏　蒲黃

五靈脂　胡椒　石菖蒲　當歸

右等分水二鍾生薑三片煎七分食遠熱服

澹寮茴香散　歌云茴香散入草苓薑蒼术丁香并薑片草荳仁萸夏木香少塩煎服痛須痊

治臟腑積冷心脾絞痛不可忍

小茴香　甘草　茯苓　草荳仁　吳茱萸

半夏　木香　蒼术　丁香　片薑

右等分作一貼生薑五片入塩少許煎七分食遠熱服

撞氣阿魏丸　歌云茴椒青草茈砂仁四兩生薑淹宿炒莪木丁皮芎桂陳砂衣阿魏糊丸勻

治五種噎疾九般心痛痃癖氣塊冷氣攻刺腹痛嘔吐酸水丈夫小腸疝氣婦人血氣每十兩用阿魏五錢和糊為桐子大硃砂七錢為衣男子炒薑鹽湯送下女人酸醋湯送下每服五十丸食遠服

茴香炒　青皮去白　甘草炒　蓬莪朮炮　川芎
陳皮各一兩　白芷各半兩　丁皮一兩　砂仁　肉桂各半兩
生薑四兩切作片子用鹽半兩醃一宿炒黑色　胡椒　阿魏五錢醋浸一宿以麵為糊入阿魏同和為丸

頭痛門

頭痛論

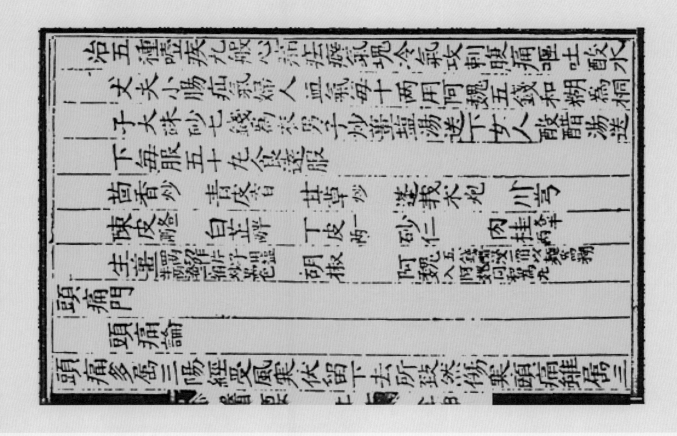

頭痛多屬三陽經受風寒伏留下去所致然傷寒頭痛雖屬三

陽惟太陽經獨盖太陽爲病屬表而頭痛專爲主表雖有傷寒六七日頭痛不大便有熱者若小便清知熱不在裏仍在表是知頭痛爲乎表者明矣太陰少陰二經之脉從足至胷而還不上循頭故無頭痛簡易云少陰亦有頭痛連齒之証以腎所自生也若厥陰頭痛至或痛甚入於腦而手足寒者名爲真頭痛更非藥所能愈若太陽頭痛汗出惡風爲中風頭痛無汗惡寒爲傷寒頭痛耳鳴九竅不利者腸胃之所生乃氣虚頭痛也心煩頭痛者病在膈中過在手巨陽少陰乃濕熱頭痛也如氣上不下頭痛巔疾者下虛上實也過在足少陰巨陽甚則入腎寒濕頭痛也如頭半寒痛者先取手少陽陽明後取足少陽陽明

政偏頭痛也而丹溪又以頭痛多主於痰痛甚者火多有可吐可下者是知頭痛所感不一因其所感而投以治法勿令致誤可也

葛根葱白湯　歌云　葛根葱白加知母　芍藥乾薑及片芎　六味煎來成一服　頭疼不絕有神功

治外感風熱頭疼不止

葛根　知母　芍藥　乾薑　川芎各等分

水二鍾葱白二支煎七分食後温服

三陽頭痛方　歌云　羌活柴胡白芷風　升麻荊芥葛根芎　芍藥細辛隨加減　煎來更用帶須葱

治三陽頭痛不可忍

羌活　柴胡　白芷　防風　升麻　荊芥

葛根　川芎　芍藥　細辛

右水二鍾，葱白一支，煎至八分，食後服。

順氣和中湯　歌云：黄芪和中白术良，升麻芍細蔓荆子，參歸柴草蒿陳皮，氣弱頭疼服最宜。

治年高氣弱，清氣不能上升，昏悶頭痛，惡風，不喜飲食，困倦。

白术　黄芪　人參　當歸　柴胡　甘草　蓬蒿

陳皮　升麻　芍藥　細辛　蔓荆子

右水二鍾，棗一枚，煎八分，食遠服。

川芎散　歌云：川芎散内用升防，更入芩蓮羌活並，藁本柴胡生地黄，頭疼昏暈即時康。

治頭目不清，痰逆嘔吐，頭痛。

升麻　防風　藁本　柴胡　生地黄　黄芩酒炒　黄連炒

羌活　甘草

右等分水二鍾煎八分食後溫服

頭眩門

頭眩論

諸風掉眩皆屬肝木肝風上攻則眼花屋轉起則眩倒外感見六淫其內傷七情者藏於不惡鬱為痰飲隨氣上逆而眩暈若疲勞過度上實下虛金瘡出衂便利失血亦令眩暈蓋眩暈既為肝木使風木旺必而金衰不能制木而木復生火風皆屬陽陽主乎動兩動相搏則為之旋轉故火本動也焰得風則自然旋轉也眩暈人皆稱為上實下虛而不明言其所以然之故蓋

所謂虛者，血與氣也；所謂實者，痰涎風火也。原病之由，有氣虛者，乃清氣不能上升，或汗多亡陽而致，當升陽補氣；有血虛者，乃因亡血過多，陽無所附而然，當益陰補血；有因痰涎鬱遏者，宜開痰導鬱，重則吐下；有因風火所動者，宜清上降下；若因外感而得者，又當以散邪為主。各求其本而用藥，則善矣。

傷寒眩暈 歌云：芎朮加甘草，更加湯內夏。名爲芎朮湯，頭暈即須庚。

治風濕頭重眩暈痛極惡心不食

川芎 白朮 甘草 半夏泡五次，各一錢 縮砂仁 細辛 陳皮

右水二鍾，煎八分，食遠溫服。

經驗天麻湯 歌云：經驗天麻有茯神，陳皮白朮川芎芎。茱萸山藥草人參，後用當歸各等分。

治元氣虛弱頭目眩暈昏悶四肢倦怠不思飲食

大附　川芎　白芍藥　人參　陳皮　山茱萸肉

山藥　茯神　甘草　當歸

右等分水二鍾煎至八分食遠溫服

直指香橘飲　歌云：丁香半夏橘飲皮陳甘草才香白朮與砂仁氣逆頭眩效若神

治氣虛血虛眩暈

木香　白朮　半夏　橘皮　白茯苓　砂仁各半　丁香

甘草各八錢

右剉每服八錢薑五片煎至八分食遠服本方加芎歸各一

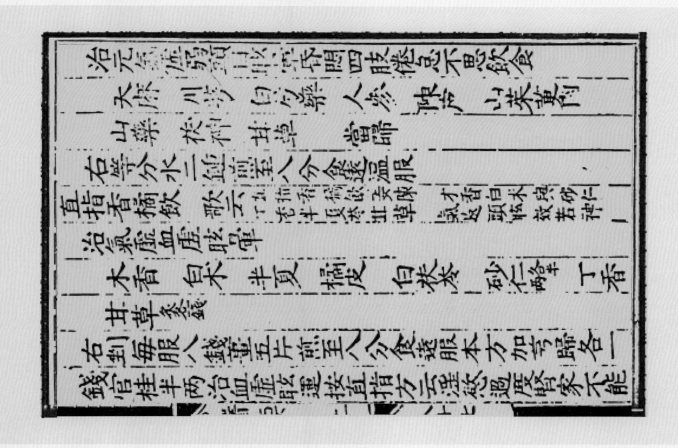

錢官桂半兩治血虛眩運按直指方云淫慾過度腎家不能

納氣歸元使諸氣逆奔而上此眩運出於氣虛也吐衄崩漏肝家不能收攝榮氣使諸血失道妄行此眩運生於血虛也夫既曰腎家不能納氣使氣奔上而用此香辛熱之藥果能降氣乎氣虛此藥果能補氣乎又曰血虛加芎歸官桂夫血虛用芎歸則可加官桂、香木香縱使血有虛寒其害將何如哉孟子所謂盡信書則不如無書者正此類也平日曾經驗不敢不錄高明者請自裁之

六合湯　歌云　六合湯歸熟地黃　蔘芪白术天麻劑　川芎芍藥草苓芪　頭暈風虛即見康

治一切失血過多并風虛眩暈不甦

當歸　熟黃　川芎　芍藥　甘草　茯苓

羌活　秦艽　白芷　天麻

右等分水二鍾煎八分食遠温服

腹痛門

腹痛論

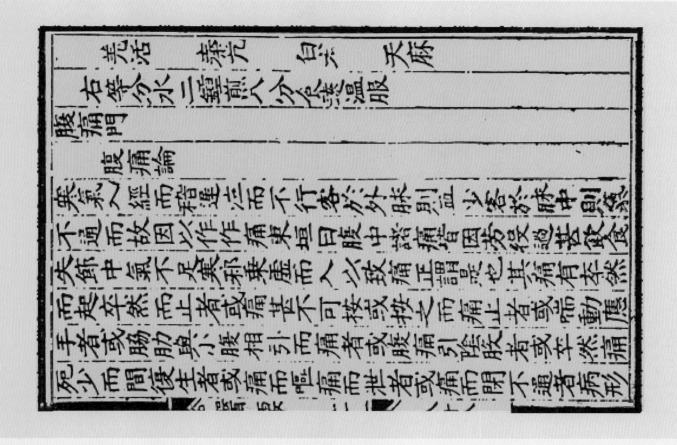

寒氣入經而稽遲泣而不行客於外脉則血少客於脉中則氣不通而故因以作作痛東垣曰腹中諸痛皆因勞役過甚飲食失節中氣不足寒邪乘虛而入以致痛正謂是也其痛有卒然而起卒然而止者或痛甚不可按或按之而痛止者或喘動應手者或脇肋與小腹相引而痛者或腹痛引陰股者或卒然痛死少而間復生者或痛而嘔痛而泄者或痛而閉不通者病形

不同要皆寒氣所因人有明知誤食冷物臍腹痛不可忍得熱
熨則止以熱治寒治之正也然又有熱欝於内而腹滿堅結痛
者是痛屬熱也又有邪氣聚於下焦血氣不得行或溺或血留
滞於下因生脹滿而痛者是痛屬血也又有食積於内臟腑被
傷而痛者是痛屬積也又有痰因氣滞而聚既聚則凝其道路
不得運而痛者是痛屬痰也故丹溪言腹痛有寒熱死血食積
濕痰之不同者以此也夫諸痛虚實又在按之不痛爲虚痛者
爲實人當因其病而投其藥可也

黄芩芍藥湯　歌云　黄芩芍藥湯　甘草共同分　治洪脉腹痛者　一服便安康

治腹痛脉洪

黄芩　芍藥　甘草

右水二鍾煎至八分食遠熱服

桂枝大黄湯　歌云　桂枝與大黄　大棗同煎服　芍藥共為湯　腹痛即見康

治腹痛煩燥

桂枝　大黄　芍藥

右等分水二鍾薑三片棗一枚煎八分食遠熱服

理中丸　歌云　乾姜并白朮　等分煎來服　附子草人參　理中功最深

治腸胃受寒腹痛手足厥冷

乾薑　白朮　附子炮　甘草　人參各等分

右為末煎茱萸湯打糊丸如桐子大每服八十丸薑湯食後

送下

桂枝芍藥湯　歌云　桂枝芍藥湯，大棗草生薑，五味煎成服，腹疼即自痊。

治腹滿時痛脉弱。

桂枝　芍藥　甘草各一錢半　大棗二枚　生薑五片

水二鍾煎至八分，食遠熱服。

腰痛門

腰痛論

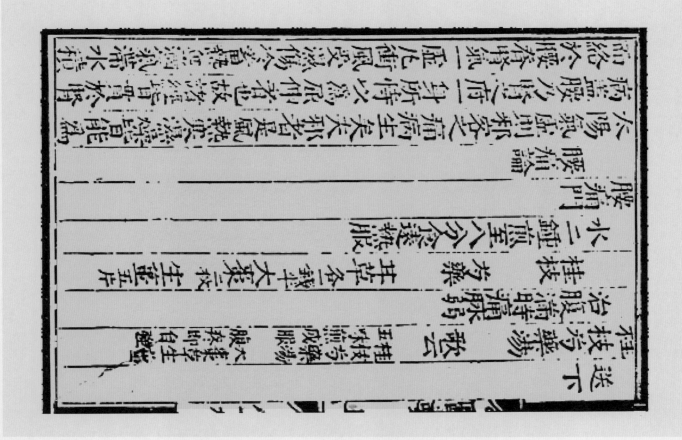

太陽氣虛則邪客之，痛病生矣。夫邪者，是風熱寒濕燥皆能為病。蓋腰乃腎之府，一身所恃以為屈伸者也，故諸經皆貫於腎而絡於腰脊。腎氣一虛，凡衝風受濕、傷冷蓄熱、血瀝氣滯、水積

墮傷墜失志作勞種種腰疼層見而重出矣治法不同有宜下宜補虛者東垣曰人有房室勞傷腎虛腰痛者是陽氣虛弱不能運動宜補陽也如膏粱之人久服陽藥醉以入房損其真陰腎氣熱熱則腰脊痛而不能舉久則髓減骨枯骨枯發爲骨痿陰之不足宜補陰也子和云腰爲腎府血氣不行則沉痛不能轉側宜大瀉其濕其痛自止也

獨活寄生湯　歌云　獨活寄生參芍藥　地黄牛膝共防風　細辛官桂秦艽草　杜仲當歸苓與芎

治因腎虛冷濕坐卧當風腰痛如折

獨活　桑寄生　人參　芍藥　熟地黄　牛膝　防風

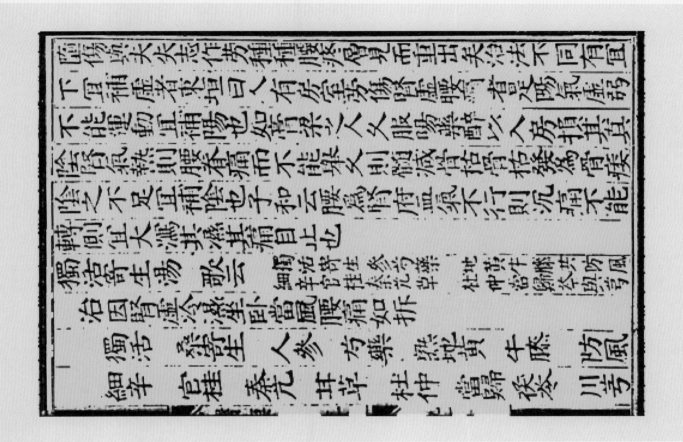

細辛　官桂　秦艽　甘草　杜仲　當歸　茯苓　川芎

右等分水二鍾煎至八分去滓溫服

芎葛湯　歌云　芎葛湯中參桂屑　麻黄枳殼同甘草　細辛芍藥在其中　煎服腰疼最有功

治腰脊連引臂痛外邪風濕痛不可忍

川芎　葛根　人参　官桂　防風　細辛　芍藥

麻黄　枳殼　甘草

右各等分水二鍾煎至八分去滓溫服

青娥丸　歌云　健腰壯腎有青娥　破故作臣當减半　杜仲為君功最多　胡桃在内亦相和

杜仲薑炒一斤　破故紙炒八兩　胡桃二十箇去肉

右為末酒糊和丸桐子大五十丸空心酒下治諸般腰痛

蓋齋醫要卷之七終

藎齋醫要卷之八

錢塘陳諫直之類集

婦人門

婦人妊娠總論

易曰大哉乾元萬物資始至哉坤元萬物資生故今之陽施陰化感而成娠亦資始資生之理也蓋其兆形之初命門先具天一生水壬爲陽水合丁之陰火而生丙有命門然後生心生血脉丙爲陽火合辛之陰金而生庚有心然後生肺生皮毛庚爲陽金合乙之陰木而生甲有肺然後生肝生筋爪甲爲陽木合已之陰土而生戊有肝然後生脾胃癸爲陰水而生甲有大小

膀胱然後情性互相克制而形斯生成矣然究其所以生成者又皆隨月而資養於母之經脉也蓋食氣於母所以養其形食味於母所以養其精形精滋育氣味為本故天之五氣地之五味母既食之胎又食之外則充乎形質内則滋乎胎氣皆藉氣味之育養也今胎之所食始於厥陰聖濟經云原四時之所化始於木也究十二經之所養始於肝也故一月○血凝足厥陰肝經養之膽乃肝之府二月○如胚兆足少陽膽經養之三月○始成胎手厥陰心胞絡養之四月○陰靈爲魄手少陽三焦經養之五月○五行分五臟火生土足太陰脾經養之六月○六律定六府足陽明胃經養之七月○精闢竅通光明也手太陰肺經養之八月○

元神具降真靈也手陽明大腸經養之九月宮室羅布以定精
也足少陰腎經養之十月受氣足而萬象全矣足太陽膀胱養之
自肝為始臟腑相滋多養三十日者此食味於母所以養其精
也足手太陽小腸經手少陰心經此二經不在十月養胎之數
平居之旦在下為月水有胎之時在上為乳汁故不養於胎也
又曰一月為始胚二月為始膏三月為始胎當胚胎之始其氣
方遇如桃花凝聚其柔脆易壞也故食必甘美味忌辛辣作胎
之後二氣既凝如泥在鈞若金在鎔惟陶冶之所成子之在母
必賴其食以助養故於四月始受水精以成血脉食宜稻粳
魚雁五月始受火精以足其氣食宜稻麥牛羊六月受強金之

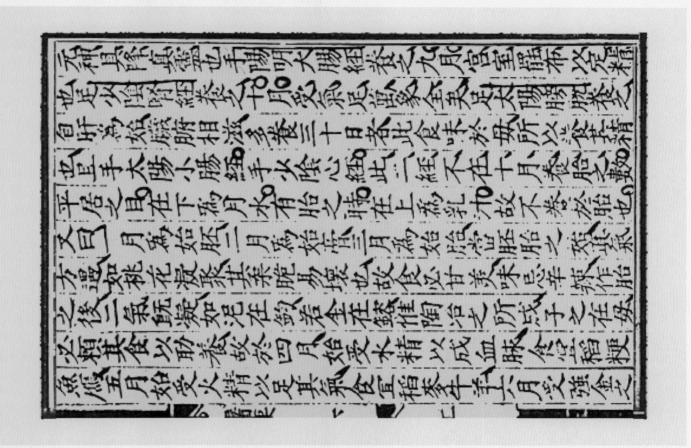

精以成筋食宜鷙鳥猛獸七月受堅木之精以成骨食宜粳稻以密腠理八月九月受土石之精以成膚膜皮毛則形已備矣若能順時數謹人事勿動而傷則生育之道得萬全無一失矣此但成形之論也又有至貴至重靈萬物參三才而爲聖賢者則亦孕毓於其母實賴母之栽培灌溉之功故地之豐厚生物必華實汚薄者亦是焉母體地道當貞靜幽閑節爾性度和爾脉絡謹爾動履視毋邪聽毋淫出毋傲如懷大貝南金坐索高價庶幾完一元純粹正大之氣其所生之子自然形容端懿才性軒挺出于尋常萬萬矣古人有胎教而文王之母是其驗也豈可目斯言爲迂濶遂謂聖凡異其始哉

婦人病撥論

予家自始祖底杭世業醫術更專女科逮今已四百餘年矣而其相承之際亦或有言論以遺後人况予亦自卅角即繼業乎是歷起已將七旬據先人之所言參己之所見而婦人之受病頗未實推致使之有其機也大抵氣失其平必致疾而婦人氣之不平猶更倍於男子也蓋其性質多偏執而不知變鄙嗇而不知宜厥陽之火無日不起兼之以外鬱牽忤七情內傷而其火益熾於血脉之中故經血妄行遂成變生寒熱鬱積脹滿痰瘵癆瘵等證甚至妊娠而胎自墮正産而血上溢未有不由氣之所致者故丹溪有曰經水者陰血也

陰必從陽故其色紅血為氣之配氣升則升氣降則降氣凝則凝氣滯則滯此固內經之必然者也予試觀世之婦人賢淑者良多而間有剛愎以自用嫉妬以相持釁不由人而自速其釁者固不足言矣若彼處之無道釀致逆戾以成多疾者又比因於男子也何則男子實婦人所仰為天者今乃或溺於妓酒而身業費傷或娛於寵倖而正偶仇敵或偏於異育而嗣息乖情或星星少忤而芫以燎原彼固偏執鄙嗇人也復以是相炒將憂勞內作憤鬱交併大則變生旦夕而即取禍敗小則氣血俱逆經府兩傷而百病騈作矣揆厥所由是誰之咎哉經曰不治已病治未病知機君子誠能清心以察

慾正已以正家而使夫婦交相愛焉不惟衍於嗣育而婦人亦克以免厥疾茲亦治未病之意也予承先言驗以已見而特撰此論以爲世勸請勿以爲罪

婦人無子論

天地感而物類蕃夫婦交而人類續古人自然常理也間有交而不孕孕而不男者何也蓋陽宜實陰宜虛實則發必充虛則受必固且先後適宜疾徐當節以此而中和得以此而子孫盛決無疑矣柰世俗執見歸咎於女之無子居多迴責於男之無子恒少殊不知狂陽妄施叩擊無度耗損真元腎虛澤竭所係豈末簡哉况女子識順承寂感之理者有無二三

徇觸機妄愛之情者十常八九頻仍接遇血氣乖和或過熱而經候溢奔或傷冷而關絡閉塞崩漏帶下臟腑攻衝風寒暑濕易侵喜怒哀樂難制其胎未作成之功乎此交相為用之失無乎明矣至有一生產女竟不育男者實係於陽之微弱乏耿貫之冲融巧發不中故耳其於嗣絕豈不同歸廢弛哉今此不知講求却乃供佛飯僧貼金塑像泥風水不利則起塚遷棺或年命尅刑則禳星遣祟惟積陰騭之言近似有理而又謂之迂遠效未可必君子將誰從乎但當時動靜得中抑斷定論矣而存心制行庶幾焉若夫禁忌之方固本之法胎教之喻又各有攸論在

序經調經論

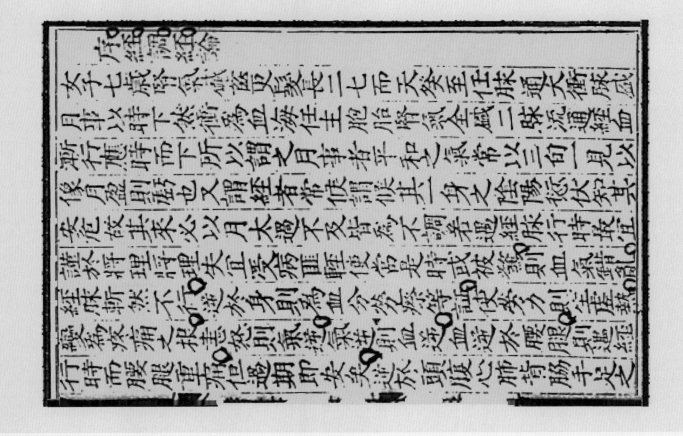

女子七歲腎氣盛齒更髮長二七而天癸至任脉通太衝脉盛月事以時下然衝為血海任主胞胎腎氣全盛二脉流通經血漸行應時而下所以謂之月事者平和之氣常以三旬一見以像月盈則虧也又謂經者常候謂候其一身之陰陽愆伏知其安危故其來必以月太過不及皆為不調若遇經脉行時最宜謹於將理將理失宜受病匪輕使當是時或被驚則血氣錯亂經脉斬然不行逆於身則為血分勞瘵等証使勞力則生虚熱變為疼痛之根恚怒則氣逆氣逆則血逆血逆於腰腿則遇經行時而腰腿重痛但過期即安矣逆於頭腹心肺背脇手足之

閉而過經痛其證亦然若怒極則傷肝而有眼暈脇痛嘔血瘀
癧癰瘍之疾加之經血滲漏於其間遂成竅穴淋瀝無有已也
和平之劑要在調養氣血蓋血爲氣之配氣熱則熱氣寒則寒
氣升則升氣降則降氣凝則凝氣滯則滯氣清則清氣濁則濁
悉皆因氣而行若其錯經妄行者氣之亂也行而成塊者氣之
凝也將行而痛者氣之滯也來後作痛者氣血俱虛也色淡者
亦虛也而又有水混之也紫者氣之熱也黑者熱之甚也過其
期而來者血虛火也不及期而先來者氣與血俱熱也去多而
不能住者熱極而溢也若過期而又來之淡色者必痰多也過
期而又作痛者乃虛中有熱也將來作痰者血實而隨行腰疼

合闢暖　下　五

腹痛者。必鬱滯有瘀血也。肥胖飲食過度之人。而經水不調者。必有痰濕也。肥人不及日數。而且經水過多者。痰多而又血虛有熱也。又有痰多占住血海地位。因而下多目致漸昏者。有經脈候微少。漸漸不通。手足煩疼。變生潮熱而脈數者。有經行微少。或脹或疼。而四肢厥痛者。有陰虛經脈不通。小便澁而身體疼痛者。有氣充經脈月事頻併。而臍下多疼者。有適來適斷。而遂致寒熱往來者。病形難述。要皆氣血被傷所致。人有見其血之或紫者。或黑者。作痛者。率指為風冷乘之。而行溫熱之劑。禍不旋踵矣。殊不知冷證外邪初感入經必痛。或不痛者。久則鬱而變熱矣。且寒則凝。既行而紫黑。則又非寒也。况婦人性執而鄙嗜欲加倍藏府厥陽之火無日不起而又加之以七情內動外慾并誤過傷勞役感冒寒邪氣血一傷而變証百出所謂犯時微若秋毫感病重如山岳治者必細察脉息無求病原又當辯其有無外感因是病而投是藥使氣血調適陰陽和平則衝脉任脉氣盛太陽少陰所主之血自將宣流依時而爲和平也蓋衝任之脉起於胞內爲經脉之海手太陽小腸之經手少陰心之經也二經爲表裏心主於血上爲乳汁下爲月水於此得其平和則病端自絕矣

經閉不行

婦人脾胃久虛或形羸血氣俱衰而致經水斷絕不行或病中

消。肌燥、或漸瘦、津液不生。夫經者血脉津液所化。津液既絶，爲熱所爍。肌肉消瘦。時見渴燥。血海枯竭。病名血枯。經絶宜瀉胃之燥熱。補益氣血。經自行矣。此證或經適行而有子。子不安爲胎病者有矣。或心胞洪數燥作。時見大便秘澁。小便雖清不利。而經水閉絶不行。此乃血海乾枯。宜調血脉。除包絡中火邪而經自行矣。內經所謂小腸移熱於大腸。爲虙瘕爲沉。月澁不利。則月事沉滞而不利。故云爲虙瘕爲沉也。或因勞心。心火上行。月事不來。安心補血瀉火。經自行矣。故內經云。月事不來者胞脉閉也。胞脉者屬心而絡於胞中。今氣上迫肺。心氣不得下。故月事不來。按以涼血和血之藥。則經自行矣。茲皆確論。人當詳

佩可也

經漏不止。

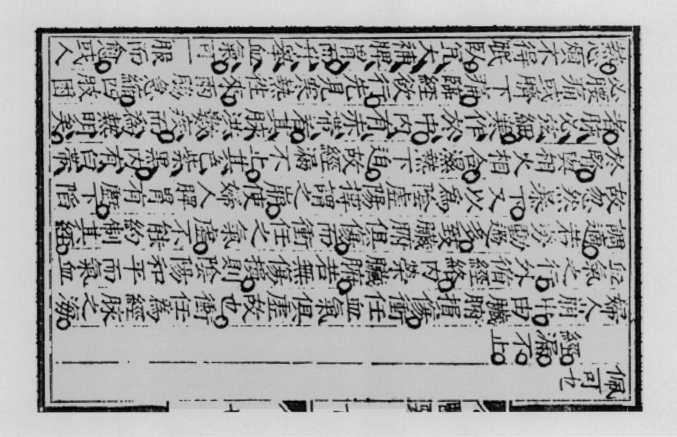

婦人崩中。由臟腑損傷衝任血氣俱虚故也。衝任爲經脉之海。血氣之行。外循經絡。内榮臟腑。若無傷損。則陰陽和平而氣血調適。若勞動過多。致臟腑俱傷。而衝任之氣虚。不能約制其經。故忽然暴下。又以爲陰虚陽搏謂之崩。使婦人脾胃有虧。下陷於腎。與相火相合。濕熱下迫。故經漏不止。其色紫黑。内有白帶者。脉必弦細。寒作於中。内有赤帶者。其脉洪數。疾而爲熱明矣。必腰痛或臍下痛。臨經欲行。先見寒熱往來。兩脇急縮。四肢困熱。心煩不得眠臥。宜大補脾胃。而升舉血氣。可一服而愈。或人

有意欲不遂。心氣不足。其火大熾。旺於血脈之中。又致脾胃飲
食失節。火乘其中。形質肌肉容顏猶似不病者。不行於診。故脾胃
飲食不調。其証頗衰。而經水不時而下。或適來適止。暴下不止。
合。食大積。氣鬱。熱蒸脾胃。傷微加證陰。以大久藥治。其心補陰瀉
陽。經自止矣。爲痿論云。悲哀太甚。則胞絡絕。絡絕則陽氣內動。發則心
下崩。數溲血也。此經脈致病之因。本於臟腑損傷。并因悲因虛
或悲哀七情等所致。無餘蘊矣。

赤白帶下

婦人有赤白帶之証者。多本於陰虛陽竭。榮氣不升。經脈凝泣。
衛氣下陷。精氣累滯於下焦奇經之分。蘊積而成。其病或醉飽

房勞服食燥剤所致又或冒傷風氣濕熱或産後早起不避風邪風邪之氣入於胞中或中經脉流傳臟腑而發下血名爲帶下。白者屬氣。赤者屬血。赤者熱入小腸。白者熱入大腸。其本實熱寃結于脉而不散。東垣舉脉訣云崩中日久爲白帶漏下多時骨木枯。言崩中者。始病血崩。久則血少。復亡其陽。故白滑之物下流不止。許病亦有濕痰流注於下焦。或腎肝陰淫之濕勝。或因驚恐而木乘土位。濁液下流。或思慕爲筋痿。或餘經濕熱屈滞交攻於小腹之下。而病本殊。則皆爲氣血虛損。榮衛之精氣累滞而成。其病一也。就剤之法。須以本部行經藥爲引用。爲使。大辛甘油膩之藥。潤其枯燥。而滋益津液。以大辛熱之氣味補其陽道。生其血脉。以寒苦之藥。泄其肺而救上熱傷氣。以人参補之。以微苦温之藥爲佐而益元氣。此治之大法也。丹溪言漏與帶俱是胃中痰積流下滲入膀胱所致。主治乂以燥濕爲先。調而中之。帶自融矣。

四物湯　歌云芍藥當歸肉　川芎熟地黄　婦人以勝藥　四物出名方一

治月水不調氣血俱虚女人諸疾以此爲主更當隨病加減

芍藥　當歸　川芎　熟地黄

右等分水二鍾煎取八分温服

膠艾湯　歌云膠艾川芎草　當歸芍地黄　經行無定止　一服即安康

治勞傷血氣衝任虚損月水過多淋瀝不斷臍腹疼痛及胎動不

安胎痛下墜勞傷胞絡胎動上搶經血淋瀝氣虛不能約制

漸羸瘦

阿膠　川芎　甘草　當歸　艾葉　白芍藥　熟地黃

右等分水一鍾半煎取七分食前熱服

逍遥散　歌云 逍遥散内用苓歸白术銀柴芍藥宜甘草薄荷薑片服血虚潮熱效無遺

治血虛煩熱肢體疼痛頭目昏重口燥咽乾盗汗減食血熱相摶

月水不調臍腹脹滿及室女血弱陰虛痰嗽潮熱漸成勞瘵

茯苓　當歸　白术　柴胡　芍藥　薄荷　甘草

右等分水二鍾生薑三片煎取八分温服

六和湯　歌云 六和湯中熟地黄芎歸蓬术效非常更加芍藥同煎劑經逆崩來即見康

治婦人經事不行腹痛結塊疼痛腰痛腿痛

熟地黄 川芎 蓬术 當歸 芍藥

右等分水二鍾煎取八分去滓溫服

内炙散 歌云内炙歸芪熟地黄 川芎白术桂山藥 草陳木藿小茴香 芍芷還須藁本薑

治血氣虚損崩中漏下淋瀝不已或凝積血塊腰腹刺痛凡月水不調血暈頭眩七癥八瘕並宜服之

藿香 熟地黄 肉桂 小茴香各二兩五錢 甘草炙 山藥

當歸 白芷 白术各八兩 藁本 乾薑炮 川芎

黄芪各二兩 木香一兩 陳皮四兩 白芍藥十兩

右每服八錢水二鍾薑五片煎取八分食遠服産後下血多加蒲黄

溫經湯

治衝任虛損月水不調或來多或過期或崩中去血太過或損娠

歌云 溫經歸芍杜丹皮 半夏川芎相等配 炙草阿膠參桂齊 麥門心去泡茱萸

胎瘀血停畜小腹急痛五心煩熱

阿膠炒珠 川芎 當歸 人參 肉桂 甘草炙

芍藥 牡丹皮 半夏 吳茱萸湯泡 麥門冬去心

右等分爲一貼水二鍾薑三片煎取八分食遠熱服

柏子仁湯

歌云 小草當歸柏子仁 川芎續斷維持血 阿膠香附鹿茸真 炙草之中有茯神

治婦人憂慮過度勞傷經血虛不能維持諸經之血亦致崩中下血

當歸 川芎 茯神 小草 阿膠 鹿茸 柏子仁 香附便炒 續斷酒浸 甘草

右等分水二鍾薑三片煎取八分食遠溫服

凉血地黄湯　歌云凉血芩連芎地黄紅花升栢知風草蔓荆藁本細辛當荆芥柴羌出類方

治婦人血崩是腎水陰虚不能鎮守包絡相火故血走而崩也氣血下陷非此不能治

生地黄　黄連　羌活　柴胡　防風　黄栢

知母　升麻　藁本　細辛　川芎　甘草

荆芥　蔓荆子　黄芩　當歸右等分　紅花少許

為一貼水二鍾煎至八分食遠温服

呉茱萸湯　歌云呉茱萸夏麥門冬陳牡二皮薑細决甘草當歸白茯同㕮咀等分丸神功

治衝任衰弱月候愆期崩漏不止赤白帶下小腹急痛

呉茱萸　麥門冬　乾薑　白茯苓　牡丹皮　陳皮

甘草　細辛　半夏（湯泡七次）　當歸

右㕮咀等分爲一貼水二鍾姜五片棗一枚煎八分空心温服

升陽燥濕湯　歌云（加減升陽燥濕湯　白葵香附草風羌　柴芎栢李連芩橘　服下通神病即康）

治崩漏赤白帶下陰戶控心急痛身黃皮緩身重如山陰中痛

防風　羌活　乾薑　郁李仁　當歸　甘草（各一錢）

柴胡（一錢三分）　橘皮　黃芩（各五分）　白葵花（七朵）　香附（醋炒）

右㕮咀分作二服水煎空心服

戴人玉燭散　歌云（戴人玉燭散名方　歸芍川芎熟地黃　大黃芒硝并甘草　服之頃刻病安康）

治經候不通臍腹脹痛連引腸痛

當歸　芍藥　川芎　熟地黃（各一錢）　芒硝（一錢）　甘草（炙一錢）　大黃（一錢去皮酒洗煨）

右㕮咀爲一貼水二鍾煎至八分食遠温服

鹿茸丸　歌云　鹿茸丸内赤石脂　續斷當歸附子均　栢艾餘粮同熟地　酒糊爲丸服有神

治衝任虚損風寒所乘以致不能受胎故赤白帶下經水不準

鹿茸炙　赤石脂　禹餘粮各一兩　續斷二兩　栢葉　附子炮

熟地黄　艾葉　當歸酒浸　陳皮

右爲末酒糊丸梧子大每五十丸空心温酒下

卷栢丸　歌云　卷栢茸芪熟地黄　寄生赤石艾榆鼈　芎歸代赭并龍紫　白石同脩共一方

治婦室腹臟冷熱相攻心腹絞痛腰腿疼重瘦黄困乏赤白帶下

黄芪蜜炙　熟地黄洗各一兩半　卷栢醋炙　赤石脂醋淬七次　鹿茸　白石脂

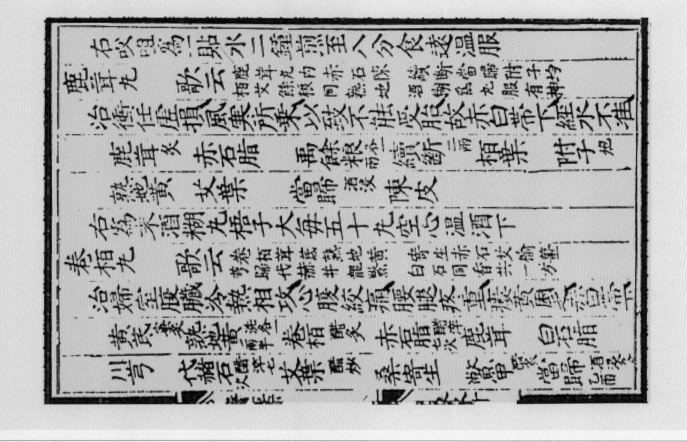

川芎　代赭石醋淬七次　艾葉醋炒　桑寄生　鼈甲醋炙　當歸酒浸各一兩

木香　龍骨各壽　地榆一兩　乾薑炮五錢

爲細末醋煑糯米糊丸如梧子大五十丸空心米飲湯送下

簡易當歸散　歌云簡易當歸散有名，芎芍黄芩朮共成，山茱去核均爲劑，一服數錢病即輕

治經候不調或三四月不行或一月再至

當歸　川芎　白芍藥　黄芩　白朮　山茱萸肉各一兩

右爲細末每服二錢空心温酒調下

嚴氏抑氣散　歌云嚴氏抑氣散加陳，茯神香附炙草真，㕮咀成末湯調下，和氣寬中效若神

治婦人氣盛於血變生諸證頭暈膈滿腹脇脹痛

香附子四兩童便浸三宿　茯神　甘草炙各二兩　陳皮三兩

右爲細末每服二錢食前沸湯調下

交加地黄丸　歌云交加地黄丸木香　人參芎芍歸浸薑　香附玄胡同爲剂　女子瘦弱服非常

治經水不調血塊成瘩肚脹疼痛漸漸瘦損

生地黄一斤　老生薑一斤　玄胡索　當歸　川芎　白芍藥

没藥　木香各一兩　桃仁去皮尖　人參各一兩　香附半斤

右先將地黄生薑各搗汁以薑汁浸地黄地黄汁浸生薑各浸宿曬乾同餘藥爲末醋糊和丸桐子大每服六十丸白湯空心送下

通經丸　歌云通經丸用川烏桂　薑椒陳漆大黄歸　桃仁莪术青紅共　婦室成瘕效有奇

治婦人室女經候不通臍腹疼痛或成血瘕腫脹

川椒　莪术醋炒　乾漆炒烟盡　當歸　青皮醋炒　乾薑炒　大黄酒浸

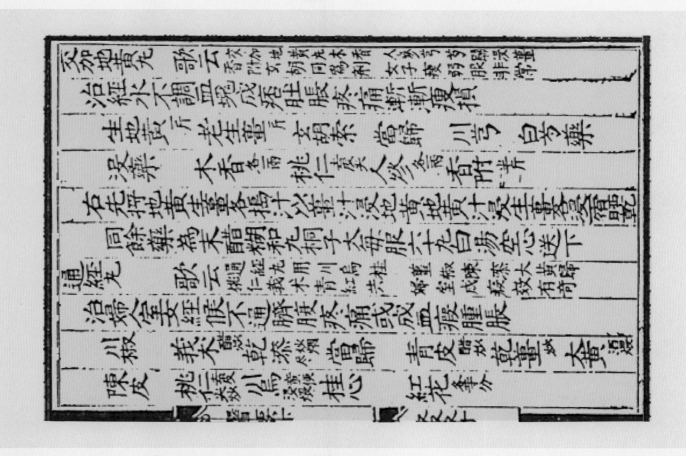

陳皮　桃仁去皮尖炒　川烏炮去皮　桂心　紅花各等分

右爲末，米醋糊和匀，木臼中杵千下，丸如桐子大，每服六十丸，薑湯送下。

秦艽扶羸湯　歌云：秦艽扶羸入當歸，紫菀茸柴地骨宜，更加人參同鱉草，骨蒸勞瘵最爲奇。

治肺痿骨蒸，已成勞嗽，或寒熱聲啞，體虚自汗，四肢怠惰。

柴胡　人參　鱉甲醋炙　秦艽　地骨皮　紫菀茸　當歸酒洗各一錢　甘草五分

㕮咀爲一貼，水二鍾，薑三片，烏梅、大棗各一箇，食後温服。

經驗青蒿散　歌云：經驗青蒿散有靈，鱉甲秦艽參草苓，白朮柴胡桑地骨，瓜蔞仁服即時輕。

治婦人骨蒸勞瘵，增寒壯熱，咳嗽。

青蒿春夏用莖葉秋冬用子童便浸一宿　鱉甲醋炙　白朮煨　地骨皮　白茯苓　北柴胡

甘草炙　秦艽　桔梗　瓜蔞實　桑白皮蜜炙各一錢

右爲一貼，水二鍾，生薑三片，煎至八分，温服。

琥珀散　歌云散名琥珀有蒲黄　赤芍當歸又木香　莪术延胡并血竭　牡丹没藥桂心良

治血氣攻心腹煩燥悶亂疼痛不止及産後惡露不行兒枕塊痛

琥珀　没藥俱別研　當歸　赤芍藥　牡丹皮　延胡索

蒲黄　莪术　桂心　血竭　木香

右爲細末每服二錢白滚湯調下無時

紫石英丸　歌云龍骨餘粮紫石英　從蓉杜澤獨人參　熟姜桂朝芎昔遠　五味當歸桑寄生

治月經不調蓋陰氣勝陽則胞寒氣冷血不運行經所謂天寒地凍水凝成氷故令乍少而在月後若陽氣勝陰則血流散溢經所謂天暑地熱經水沸溢故令乍多而在月前當須隂陽和諧

紫石英　禹餘糧　桑寄生　人參　龍骨　官桂

杜仲　五味子　遠志肉　澤瀉　當歸　石斛

蓯蓉　乾薑各一兩　川椒　牡蠣　甘草各半兩

右為細末，煉蜜丸如桐子大，每服六十丸，空心米飲湯送下。

烏鷄丸　歌云：烏鷄山藥益胎宮，熟地參芪白朮芎，天麥二冬河首草，柴連歸遠肉蓯蓉。

治婦人五心煩熱，飲食少進，下元虛，子宮冷，赤白帶下，經水不調。

此藥令人肥健有子，有孕壯，女人顏色，安胎，補氣血。

胡黃連　銀柴胡　人參　黃芪　熟地黃　肉蓯蓉各二兩

遠志去心　當歸　川芎　天門冬　麥門冬去心　山藥

何首烏　甘草　臬　五味子　秦艽各一兩

右㕮咀，用烏鷄一隻，吊死，去毛，以刀切細，同藥斉鷄，用陳好酒五斗米醋乙觔水二觔入於鑵內將鑵口封固懸掛鍋內用前藥八十觔文武火煮三晝夜取出焙乾為細末煉蜜為丸桐子大每服八十丸空心米飲湯送下

當歸芍藥湯 歌云 當歸芍藥草陳皮 生熟地黄白术芪 更入柴胡并蒼术 調行經水不愆時

治婦人經水不准白帶常行頭目眩暈四肢無力

當歸	芍藥	陳皮	甘草	白术	黄芪
柴胡	蒼术	生地黄	熟地黄	川芎	人參

右等分水二鍾煎取八分去滓食遠溫服

補經固真湯 歌云 補血固真歸與參 柴胡陳草共黄芩 白葵花李仁並劑 紅血崩漏即可禁

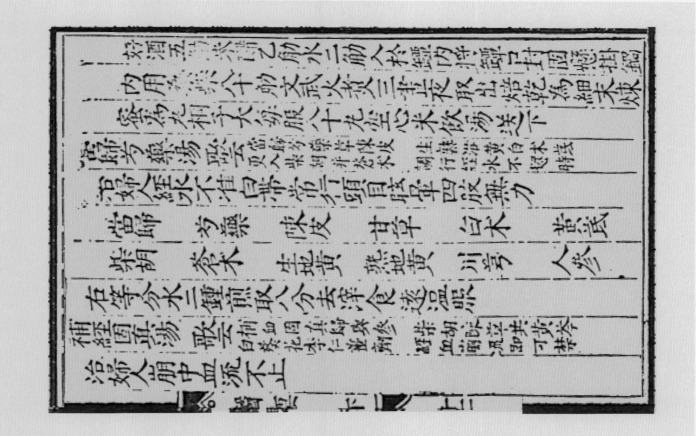

治婦人崩中血流不止

當歸　人參　柴胡　陳皮　甘草　黄芩
白葵花　李仁　川芎　地榆　熟地黄

右等分，水二鍾，煎至八分，食遠服。

室女經閉成勞

人生以血氣為本，而人之病，未有不先於傷其血氣者。世有室女積想在心，思慮過當，多致勞損，遂至月水閉絶不行。蓋憂愁思慮則傷心，心傷則血逆竭，逆竭則月水先閉。火既受病，不能榮養其子，故不嗜食；脾既虚則金氣虧，故發嗽；嗽既作，水氣絶而不能滋養百體，則四肢乾枯；木氣不充，故怒多、髮焦、筋痿，身羸過傳五臟，卒成勞証。此最難治，若或自能改易心志，用藥扶持，則可得九死一生。舉此為例，其餘諸證可按脉與證而治之。或以為室女血熱，多用凉藥以解之，殊不知血得熱則行，冷則凝，則經水漸致不通，手足骨肉煩疼，日漸羸瘦，變生潮熱，其脉微數。此陰虛血弱，陽往乘之，少水不能制盛火，火逼水涸而因亡津液所致。法當養血益陰，慎勿以毒藥通之也。○又有謂女人天癸既至，踰十年無男子合則不調；又踰十年思男子合亦不調，則舊血不出，新血誤行，或漬而入骨，或變而肢腫，或雖合而難子。又有合男子多則瀝枯虛人，產乳衆則血枯殺，亦足以致疾也。

沉香鱉甲散　歌云：沉香鱉甲用歸柳，半夏常山生地黄，白茯木香參柴草，青陳薑服效非常。

治室女經候凝滞，頭目昏悶，五心虛煩，少食多困。

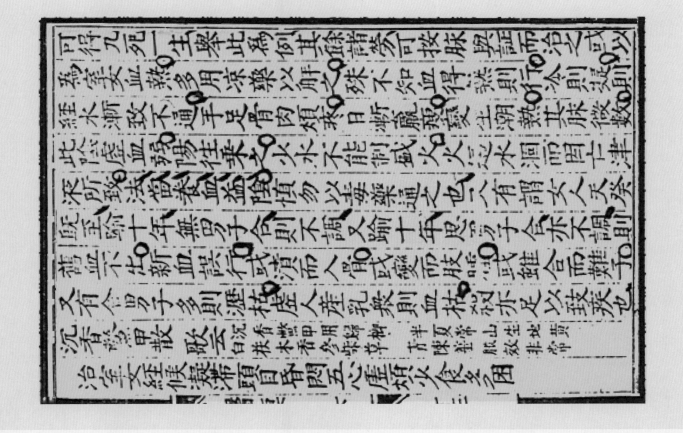

沉香　鱉甲　當歸　檳榔　半夏　常山

生地黄　白茯苓　木香　人參　柴胡　甘草

青皮　陳皮

右等分水二鍾薑三片煎取八分去滓温服

劫勞散　歌云　劫勞散草芍黄芪陳杏參仁地骨皮　五味阿膠苓熟地茯苓鼈甲半夏相宜

治女子心腎俱虛水火不交初則微嗽遇夜發熱盗汗倦弱減食

恍惚或唾中有血線者

當歸　芍藥　黄芪　甘草　杏仁　人參

地骨皮　五味　阿膠　黄芩　五味子　熟地黄

右等分水二鍾薑三片煎取八分去滓温服

胎前論

凡婦人姙自姙娠未及正產謂之胎前蓋其胚胎造化之始精移氣變之後保衛調適固有道矣天有五氣各有所湊地有五味各有所入所湊有節適所入有度蓋凡所畏忌悉知戒慎資物爲養者理固然也寢興以時出處以節可以高明可以周密使暑濕風邪不得投間而入因時爲養者理亦然也以至順喜怒節嗜慾作勞不妄而氣血從之皆所以保適姙娠使諸邪不得干焉苟爲不然方授受之時一失調養則內不足以爲中之守。外不足以爲身之强氣血弗充而疾病隨焉或胎動而下漏不止。或驚仆而上逼攻心。腰背受疼。由致傷乎腎經也。心腹卒痛實客胃子寒邪也子癎子懸皆因血氣之滯吐血衄血悉本思慮之傷或熱積內蒸而胎死腹中或氣聚外感而産先其候受証多端難以盡述且其食兎唇缺食犬無聲食雜魚而致瘡癬之屬皆以食物不戒之過也腎氣不足而解顱脾胃不和而羸瘦心氣虛乏而神不足之屬皆以血氣不調之過也誠能節其飲食推而至於五味無或傷調其氣血推而至於邪氣無或乘如此則榮衛調和經養周足時日至而生育順成矣

達生散　歌云達生散用芍砂仁枳殼青葱黃楊腦白木參歸甘草陳紫蘇大腹利妊娠

治受胎八九月服之甚得力

白木　參　當歸　甘草　陳皮　枳殼　芍藥　青葱　紫蘇　黃楊腦

右等分水二鍾薑煎取八分温服

護胎紫蘇飲　歌云　護胎芩朮紫蘇苓　更入腹皮陳芍藥　葱白當歸芎草參　生薑煎服病無侵

治胎氣不和湊上心腹脹滿謂之子懸

紫蘇　茯苓　當歸　川芎　甘草　人參

大腹皮　陳皮　芍藥　葱白　白朮　黄芩

右等分薑三片煎取八分去滓温服

濟生羚羊角散　歌云　羚羊角散五加皮　酸棗茯神薏苡共　獨活防風歸草并　木香芎杏並般俱

治妊娠中風頸項強直言語蹇澁痰涎搐搦不省名曰子癎

羚羊角　五加皮　獨活　防風　當歸　甘草

酸棗仁　茯神　薏苡　木香　川芎　杏仁

右等分水二鍾薑五片煎取八分去滓溫服

大腹皮散　歌云大腹皮中通草陳　赤苓竹葉淡爲真　木通枳殼苓連草　治孕通便効最神

治妊娠大小便不通氣急煩悶腫滿腹脹

大腹皮　通草　陳皮　赤芍藥　木通　枳殼

黄芩　黄連　甘草　淡竹葉

右等分水二鍾煎取八分去滓溫服

產難論

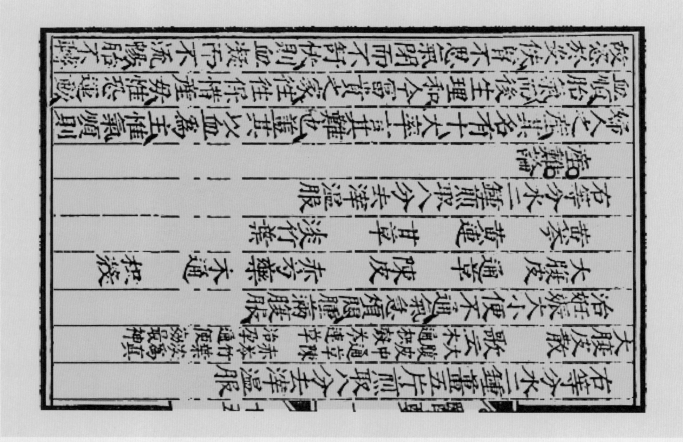

婦人之產其名有十大率言其難也蓋其以血爲主惟氣順則血順胎氣而後生理和今富貴之家往往保惜產母惟恐運動故恣於安佚曾不思氣閉而不舒伏則血凝而不流暢胎不轉

動以致生理失宜臨産必難甚至悶絶也且彼貧者日夕勞動而血氣因之舒暢則生育自易何俟乎藥況有妊娠已經數月胎形已具而世人不知禁忌恣情交合嗜慾不節使敗精瘀血聚於胞中致令子大毋小不惟臨産受難而其所育孩子亦必蔓生浸淫赤爛瘡瘍之証動踰歲月不差又有臨覺太早大小揮霍或多方誤恐致令産毋心驚神號又或雜之以喪孝閙穢之婦若此自失正護而亦必致臨産之厄凡臨產初然腹痛或作或止名曰弄痛生婆疎率不候時至輙令試水試水頻併胞漿先破風颯産門産道乾澁及兒轉身即令坐草坐草太早兒轉亦難致令難産然腹雖痛而腰不甚痛者未産也且令扶行

熟忍如行不得則凭物扶立行得又行直候痛極眾中如火此是胎離經見逼產門方可坐草即令易產如坐草稍久用力太過產母困睏扶翼之人又不穩當致令坐立傾側胎死腹中其為害非輕且或時當盛暑宜居幽深房室開啓窗牖多貯清水以防血暈血悶血溢血虛發熱之證如冬末春初天色凝寒宜密閉產室四圍置火常令暖氣和煦而且下部衣服不可去綿方免胎寒血結以致難產也是知醫者之中惟產難為急子母性命懸於斤時少致舛誤噬臍無及人可不先事豫備而圖厥保安耶

催生如意散　歌云　如意催生散，辰砂參乳香，鷄子清調末，生薑汁服良

治臨產或横或逆即時端順而生必臨產痛甚時方熱服

辰砂　人參　乳香各一錢

右為細末用鷄子清調均搗生薑汁和服即効

催生湯　歌云　催生枳殻桔歸苓　芍桂陳皮蒼厚朴　白芷川芎夏草薑　經產鄭生服爲良

治產經三日不生母氣乏羸產道乾澁腹痛不能下

枳殻　桔梗　當歸　蒼朮　白芷　川芎

半夏　甘草　芍藥　桂心　陳皮　茯苓

厚朴　木香　乾薑　川烏

右等分水二鍾薑三片煎取八分加蜜一匙熱服無時

催生丹　歌云　催生丹用母丁香　乳麝辰砂用最良　兔腦爲丸温水服　能催難產効非常

治難產生理不順，或逆或横，並宜服之。

麝香二分　乳香五分　辰砂　兔腦髓一付，去皮膜，研如泥，用吉月的可　母丁香一錢

右以兔髓杵爲丸，如鷄頭大，陰乾，每服一丸，熱湯送下，無時。

產後論

婦人百病，莫甚於生產。既產則氣血俱虚，臟腑皆傷，少失調理，多致感冒，則百病因之而交作矣。如敗血流入肝經，必成昏迷血暈，如惡逆上衝心府，必致譫語顛狂。虚中多汗，知陰虚爲陽所加，虚虚而自汗也。產後不語，知心竅爲血所閟，心氣閟塞而不語也。血下過多，則昏昏目眩而虚極生風。心虚血過，則精神昏亂而乍見神鬼。遍身痛疼，由產後百節開張而血多流滞。心神驚悸，由體虚心氣不足。

而風邪內乘。餘血蓄積在內。則與氣相搏。隨其上下而為心痛腰痛。風冷客傳經脈。則氣血不溫。隨其久新而為瘥劳。汗多變為痓痙。始因血虛多汗。而後復挾風邪所致。熱悶轉為腳氣。初由內虛生熱。而又胃濕蒸所成。中風而心悶氣絕。實宿有風疾。適產時心氣虛弱而發。傷寒而頭痛身疼。雖觸冒風邪。實產後陰虛陽湊而行。勞傷腎氣而風冷從客腰脊。遂致腰疼不已。虛損經血。而寒邪更挾臟腑。即令惡露不絕。腸脹氣痛。由膀胱宿有停水。露逆水壅與氣相搏而致痛也。積聚癥塊。由氣血傷於臟腑。虛弱外感氣血相結而成塊也。或敗血散於脾胃。脾受之。則不能運化精微而成腫脹。胃受之。則不能納受水穀而生吐逆。陰陽不和。陰勝則作寒。陽勝則作熱。敗血不散。入於肺則致熱。入於脾則致寒。亦有産後病瘧而寒熱由加者。亦産前痎瘧而産後未愈者。以至口乾痞悶。喘急咳嗽。赤白瀉痢。大小便澁。血滯而四肢浮腫。筋淋而月水不調。凡此諸證。悉因産後氣血俱虛。感冒寒邪。而或内傷外忤所致。要當隨機調治。率以大補氣血爲先。無得令虛。且不可發表。如中風切不可作風治。必大補氣血爲主。然後治痰。如水腫亦以大補氣血爲主。而小佐以利水之藥。或云産後大熱。必用乾薑者何也。曰此熱非有餘之熱。乃陰虛生内熱耳。故以補陰藥大劑服之。且乾薑能入肺和肺氣。入肝分引血藥生血。然不可獨用。必與補陰同用。此造化自然之妙也。或又以爲溫補大過，反生邪熱，百中一也。於形體豐厚而臨產又勞者，止以中和之劑調理爲當。若果難產，内傷形體瘦弱，重損血氣者，則又自用溫補無疑矣。

產後血暈

產後血暈者，皆由敗血流入肝經，眼見黑花，頭目旋暈，不能起坐，甚至昏悶不省人事，謂之血暈。用滚湯調清魂散，或黑龍丹服之最佳。切不可作中風治之。凡血暈皆熱乘虛逆上湊心，故昏迷不省人事，氣閉欲絕是也。古方有云：產婦分娩，預燒秤鎚，或江中黃石子、硬炭，燒令通赤，置器中，急於床前以醋沃之，得醋氣可除血暈。又以乾漆燒烟薰產母面，即醒。無乾漆，漆器亦

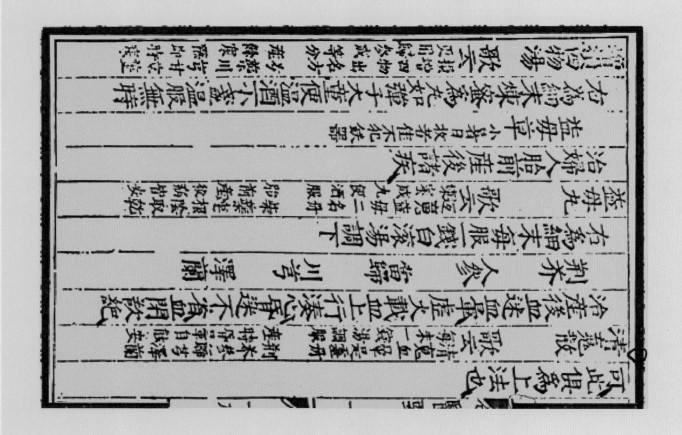

可此俱爲上法也

清魂散 歌云清魂血暈是靈丹荆芥參歸芎澤蘭每末一錢湯調服產時昏暈自能安

治產後血迷血暈虚火載血上行湊心昏迷不省血閉欲絶

荆芥　人參　當歸　川芎　澤蘭

右爲細末每服一錢白滚湯調下

益母丸 歌云逗莧益母二名丹柴葉莖根陰取乾煉蜜成丸便酒服胎前產後病皆安

治婦人胎前產後諸疾

益母草小暑日收者佳不犯鉄器

右爲細末煉蜜爲丸如彈子大童便温酒一小盞温服無時

增損四物湯 歌云損增四物出名方芍藥川芎甘草姜又用歸參戒等分產餘寒熱即時痊

治産後陰陽不和乍寒乍熱惡露停滯

芍藥　川芎　甘草　當歸　人參

右等分水二鍾薑三片煎取八分去滓溫服

當歸散　歌云當歸散内用川芎　更加山藥同爲劑　白朮黄芩芍藥從　煎加羌活有神功

治一切去血過多眩暈不省人事汗出口渴

當歸　川芎　白朮　黄芩　芍藥　山藥

右等分爲一貼水一鍾半煎取六分食遠溫服

黒神散　歌云黒神散用草當歸　更入蒲黄幷黒豆　芍藥乾薑熟地宜　産科療效最爲奇

治婦人産後惡露不盡胞衣不下攻衝心胸及血暈諸疾並治

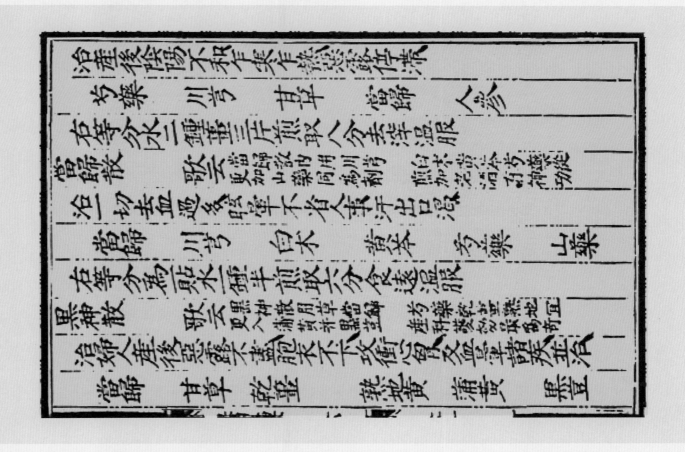

當歸　甘草　乾薑　熟地黄　蒲黄　黒豆

右等分為細末每服一大匙白湯調加米醋少許熱服無時

琥珀黑龍丹　歌云 歸芎熟地五靈脂 更入乳香花蕊石 劉合脂封火煅詳 草霜琥珀與硫黃

治產後血疾淋露不快兒枕不散積瘕堅聚按之攪手疼痛攻心困絕垂死用炭火燒令通紅投生薑汁童便好酒內取起仍用童湯磨下

當歸　五靈脂　川芎　良薑　熟地黃各一兩剉以沙合盛赤石脂泥縫紙筋鹽泥固濟炭十斤煆令通紅去火候冷開看如黑糟色細研却入後藥

百草霜五兩　硫黃　乳香各一錢五分　花蕊石　琥珀各一錢共為細末米醋煮麵糊為丸如彈子大每服一丸服法在前

愈風湯　歌云 細研荊芥末 古老錢煎服 每服用三錢 愈風產後迪

治產後中風血氣煩悶汗出口噤如癇狀

荊芥穗要陳者佳

右爲細末每服一大匙古老錢煎湯調服

七珍散　歌云七珍散用細辛芎　生地菖蒲歸與風　更入辰砂參測末　薄荷湯下有神功

治產後敗血閉心心氣通於舌心氣悶塞舌强不語

川芎　當歸　人參　生地黄　蒲黄　防風

辰砂　細辛

右等分爲細末每服一大匙金箔一張薄荷湯臨睡化下

產後婦人乳腫疼痛　歌云婦人乳痛意如何　皂角燒灰蛤粉和　熱酒一杯分八字　須臾揉散笑呵呵

皂角　蛤粉

右爲細末用熱酒一杯調服兩手分揉即愈

芍藥湯　歌云芍藥門冬用去心芎柴歸草與黄芩更加羌活苓蓮劑發熱頭疼即可禁

治產後發熱頭痛惡寒遍身疼痛

芍藥　麥門冬　川芎　柴胡　當歸　甘草

黄芩　羌活　茯苓

右等分爲一貼水二鍾棗一枚煎取八分食遠温服

○產後將護法○

婦人百病莫甚於生產經云婦人非止臨產須要產畢不可便言生女宜待閉目少坐方可扶上床仰卧宜立膝高倚床枕密圍四壁免被賊風侵冒或惡露不通即與黑神散服之仍令嘗醒不可多卧初一日内宜用炭燒令通紅以醋沃之嘗聞醋氣

或乾漆漆罨烧烟以防血逆血迷血暈之患分娩之後即以蜜歸湯一小盞溫服須臾食以白粥一味不可致令太飽頻以與之逐日漸增為妙三日後方與豬腳食之不可溫冷不調恐留滯成疾過臘內不得輒與醇酒緣酒引血逆入四肢兼產母臟腑方虛不禁酒力熱酒入腹必致昏悶凡食物當知節度不可過多以成積滯尤忌觸冒風寒恣意喜怒且過處徙談行動久坐或作針工或食生冷及脫衣竟浴或冷水洗濯當時雖未覺有損滿月之後即成蓐勞手腳腰腿疼重冷痛骨髓間颼颼如冷風吹繼遂成不療之疾產婦將理須是循滿百日方可平復又不可夜間獨處緣去血心虛恐有驚怖切宜謹之此產家謹

護之常法也不可不知

蓋齋醫要卷之八終

血門

血証論

經云榮者水穀之精也生化於脾總統於心藏受於肝宣布於肺施泄於腎灌溉一身常以飲食日滋故能陽生陰長取汁變化而赤爲血也若節宣失宜則血不循經而流注妄行至有吐血欬血嘔血咯血衄血溺血下血者蓋吐血者陽盛陰虛故血不得下因火炎上之勢而上出又或因四氣傷於外七情動於內及飲食房勞致榮血留聚膈間滿則吐溢也欬血者嗽出痰內有血咯血者咯出痰帶血絲唾血出於腎痰涎血出於脾

吐而不咳易治唾中带血者難治為其陰虚火動有所損也經曰陽明厥逆喘欬身熱善驚衄吐血是也嘔血者嘔全血也五志之火動甚火載血上錯經妄行況心養乎血熱甚則血有餘而亦至妄行故嘔血也若脉大發熱喉中有痛又為氣虚也又有怒氣逆甚則嘔血暴癉内逆肝肺相搏血溢口鼻但怒氣致血証者則暴甚故經曰抑怒以全陰者是也或謂嘔吐紫凝血為寒者誤也此非冷凝由熱甚銷鑠以為稠濁而熱甚則水化制之故赤兼黑而為紫也衄血者鼻中出血也陽熱怫鬱干於足陽明而上熱則血妄行況鼻通於腦血上溢於腦所以從鼻而出也又有傷寒衄血者為邪氣不得發散壅盛於經逼迫於

血衄因致瘀者也溺血者小便出血也痛者為淋不痛者為溺血經曰脾移熱於肝則為驚衄胞移熱於膀胱則癃溺血有或清或濁或鮮或黑或在便前便後或與泄物並下皆由內外有所感傷若便血清者屬榮虛有熱濁屬熱與濕色鮮者屬火黑者火極與泄物並下屬有積或絡脉傷也又曰尿血者多因心腎氣結或房勞過度蓋房勞精氣滑脫陰虛火動勞血妄行故也又有所謂陰結者經曰陰結者便血一升再結二升三結三升又邪在五臟則陰脉不和陰脉不和則血留之結陰之病陰氣內結不得外行無所稟滲入腸間故便血也並宜分治下血者大便出血也當分辨其色紅者為熱色瘀者為寒血逐氣走

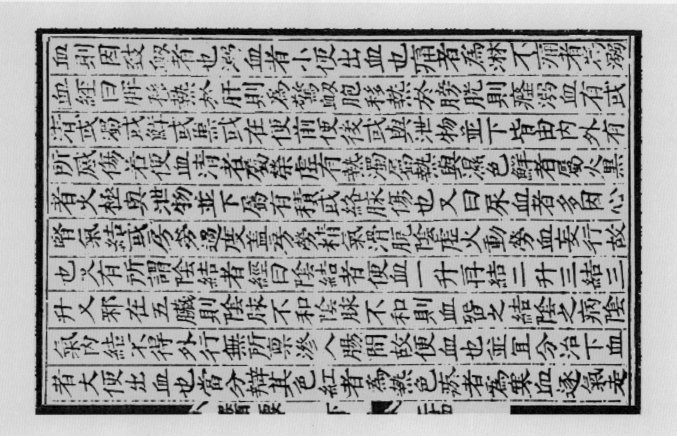

冷氣入客腸胃故下瘀血又有攧撲損惡血入腸胃下血濁如
瘀血者是血雖分六証多皆火熱所致血得熱即行故也又以
上行爲逆其治難下行爲順其治易故仲景云畜血証下血者
當自愈也若無病人忽然下痢其病進也今病血証上行而復
下行惡痢其邪欲去是知吉也諸見血身熱脉大難治是火邪
勝也身涼脉靜者是正氣復也故脉訣云鼻衄吐血沉細宜忽
然浮大即傾危此之謂也大抵治血以涼血行血爲主而所用
必血爲之藥如四物等是也河間謂宜隨証輔佐夫川芎血中
氣藥也通肝經性味辛散能行血滯於氣也地黃血中血藥也
通腎經性味甘寒能生真陰之虛也當歸分三治血中主藥也

通肝經性味辛溫全用能活血各歸其經也夲藥陰分藥也通脾經性味酸寒能和血治虚腹痛也若善治者隨經損益摘其一二味之所宜為主治可也此特論血病而求血藥之屬者也若氣虚血弱又當從血虚以人參補之陽旺則生陰血也若四物者獨能主血分受傷為氣不虚也輔佐之屬若桃仁紅花蘇木血竭牡丹皮者血滯所宜蒲黃阿膠地榆百草霜棕櫚灰者血崩所宜乳香没藥五灵脂凌霄花者血痛所宜蓯蓉瑣陽牛膝枸杞子益母草夏枯草敗龜板者血虚所宜乳酪夜液之物血燥所宜乾薑桂者血寒所宜生地黄苦參血熱所宜此特取其正治大畧耳若能觸類而長自可以應無窮之變矣

腸風臟毒

腸風者邪氣外入隨感隨見臟毒者蘊積毒久而始見皆在胃與大腸出也人腸胃不虛邪氣無從而入惟坐卧風濕醉飽房勞生冷停寒酒麵積熱以致榮血失道滲入大腸此腸風臟毒之所由作也挾熱下血清而色鮮腹中有痛挾冷下血濁而色黯腹内畧痛清則為腸風濁則為臟毒有先便而後血者其來也遠有先血而後便者其來也近世俗糞前糞後之說非也治法大要先當解散腸胃風邪又當隨其冷熱而治之雖然精氣血氣生於穀道靖惟大腸下血大抵又以胃藥收功胃氣一回血自循於經絡矣

必勝散

治男子婦人血流溢吐血衄血嘔血咯血　歌云必勝川芎小薊歸蒲黃微炒同煎服人參熟地及烏梅諸血淋漓效自随

熟地黃　小薊用連根　人參　蒲黃微炒　當歸　川芎各一錢二分

右烏梅三箇去核仁水二盞煎至八分不拘時溫服

犀角地黃丸　歌云紅丹并芍藥四味成湯劑犀角地黃湯血傷即可康

治胃脘吐出清血昇衄吐血不盡餘血停留或傷寒汗下不解鬱

于經絡隨氣湧泄面色痿黃大便黑者

犀角屑　生地黃　白芍藥　牡丹皮各二錢半

右用水二鍾煎至八分去滓溫服不拘時犀角不可多服多則令人泄瀉

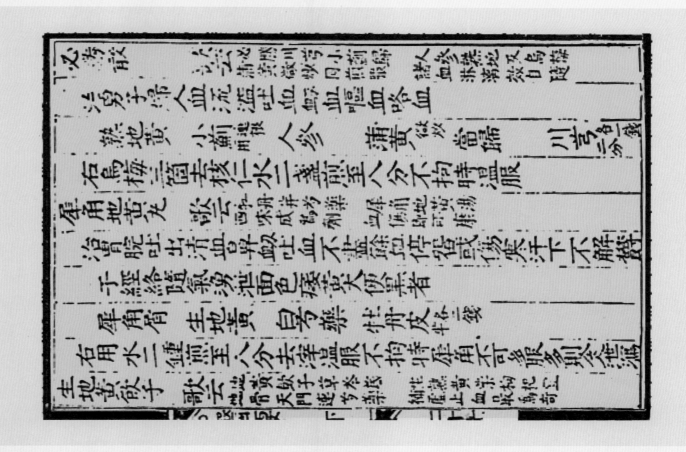

生地黃飲子　歌云生地黃飲子草芩芪地骨天門連芍藥生熟黃柴枸杞宜補虛止血最為奇

治鬱熱衄血或咯血皆治之

枸杞　柴胡　黄連　地骨　天門冬　白芍藥

甘草　黄芩　黄芪　生地黄　熟地黄

右等分水二鍾煎取八分温服若下血加地榆

天門冬湯　歌云　天冬麥門冬志草芪　又加没藥并生地　阿膠藕節芍參歸　吐衄傷心盡可醫

治思慮傷心吐血衄血

遠志去心甘草水煮　白芍藥　天門冬　麥門冬各去心　黄芪去蘆　藕節

阿膠蛤粉炒　没藥　當歸　生地黄各一錢　人參　甘草參各五錢

右每服一兩水二鍾薑五片煎至八分不拘時温服

麥門冬飲子　歌云　麥門飲子用當歸　更入人參均分煎　五味黄芪生地宜　諸傷吐血服無疑

治吐血久不愈者

麥門冬　當歸　五味子　黃芪　生地黃　人參

右各等分用水二鍾煎取八分不拘時溫服

簡易白术散　歌云：白术散加參，前胡山藥草，柴芪百合苓，治血有神灵。

治積熱吐血咯血或飲食過度負重傷胃吐血者乃痰血吐出為佳

白术二錢　人參　白茯苓　黃芪蜜炙各一錢　百合去心各三分　山藥

甘草炙五分　前胡　柴胡各三分

右㕮咀用水二鍾薑三片棗一枚煎取八分溫服

升陽和血湯　歌云：升陽去熱和血湯，芍藥秦艽升炙草，丹桂陳芪熟地黃，復加生地與歸苓。

治腸澼下血其血即出有力而遠射腹中作痛乃陽明氣衝熱

毒所作也當去濕毒和血而愈

生地黃 牡丹皮 生甘草各五分 甘草炙 黃芪各一錢 歸身

熟地黃 蒼术 秦艽 肉桂 橘皮各三分 升麻七分 白芍藥半錢

右用水二鍾煎至八分食前稍熱服

龍腦雞蘇丸 歌云龍腦雞蘇用木通阿膠生地蒲黃共參柴甘草麥門冬除熱消煩大有功

除煩解勞消穀下氣散熱止嗽治鼻衄吐血血崩下血諸淋止渴

涼膈解毒又治胃熱口臭肺熱喉腥脾疸口甜膽疸口苦

柴胡真銀州者二兩剉同木通以沸湯大半升浸二宿絞汁入後膏 木通水浸絞汁 阿膠炒微燥 人參各二兩 雞蘇淨葉一斤

麥門冬湯洗去心焙乾四兩 黃芪去蘆一兩 蒲黃微炒 甘草炙一兩 生地黃六兩入後爲膏同研

右除別研藥後入外其餘並爲細末將好蜜二斤先煉一二沸然

後下生地黄末不住手攪令匀入絞下木通柴胡汁慢熬成膏勿令焦然後將其餘藥末同和為丸如豌豆大每服二十丸於食後臨卧時嚼破熟水下惟血崩下血諸淋皆空心食前服之

加減四物湯　歌云減加四物内草川芎荆芥當歸并柏葉枳殻槐花生地從腸風下血見神功

治腸風下血不止此藥主補血凉血者

側栢葉　當歸酒浸　川芎　生地黄各一錢　荆芥穗　枳殻

槐花炒　甘草炙各五分

右用水一鍾半薑三片烏梅少許煎取七分空心温服

辰砂妙香散　歌云辰砂妙散麝香宜桔梗木香參遠志山藥參苓甘草芪治便溺血效無遺

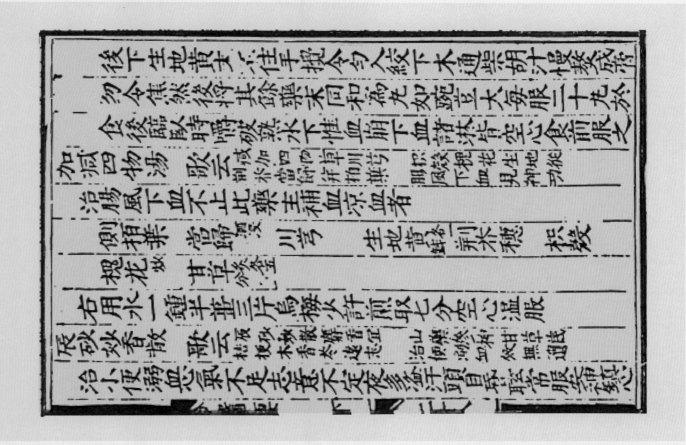

治小便溺血忽氣不足志意不定夜多盗汗頭目昏眩常服安神鎮心

麝香（一錢另研） 山藥（薑汁炙一兩） 人參（五錢） 木香（不見火三錢） 茯苓 茯神

黄芪（各一兩） 桔梗（五錢） 甘草（炙五錢） 遠志（炒一兩） 辰砂（三錢）

右爲細末，每服二錢，温酒調下，空心服。不用酒，東（棗）湯調下。

正氣散 歌云：正氣名爲不換金，更加半夏蒼甘草，陳皮厚朴藿香眶，服毒腸風即可禁。

治腸風臟毒而冷者。

厚朴（薑製） 藿香 甘草（炙） 半夏 蒼术（米泔浸） 陳皮

右㕮咀，等分，並三片，棗二枚，煎，食前熱服。又方熱，則芎歸湯加茯苓槐花；冷，則加茯苓木香。

參苓白术散 歌云：參苓白术散非常，山藥石蓮甘扁荳，薏苡砂仁梗炒黄，胃虛風毒服須強。

治脾胃虛弱，或致傷風臟毒，下血不已者。

白扁荳炒二斤 白茯苓 山藥 甘草炙 人參 白术各二斤

蓮子 砂仁 薏苡 桔梗炒令黄色各一斤

右爲細末每服二錢煎棗湯調下又方名香梅丸用烏梅白芷百藥

煎性爲丸服效

犀角丸 歌云 龍香犀角麥門冬 京墨牡蓮并山藥 生熟准黄五味同 茯苓鱉甲見行功

治一切吐血衄血咯吐咳并痰中見血後臟腑虛損恐成勞瘵服

此養真元生新血固精髓者也

生地黄洗 天門冬去心 麥門冬去心各二兩 熟地黄酒浸 京墨火煅 犀角

牡丹皮去骨 五味子 乾山藥 茯苓去皮 鱉甲醋炙 胡黄連各一兩

右前三味酒浸同熟地黄共四味石器內搗極細末再犯鐵器次

入後八味末搜和煉蜜爲丸如梧桐子大每服六十丸空心白湯送下

內傷門

內傷外傷辯

內經論人之百病其源皆由於喜怒飲食寒溫勞役所傷而然元氣者乃生發諸陽上升之氣飲食入胃胃氣有傷則中氣不足則六腑陽氣皆絕於外是五臟之元氣病也氣傷臟乃病臟病則形乃應是五臟六腑眞氣皆不足也惟陰火獨旺上乘陽分故榮衛失守諸病生焉槩其外傷風寒六淫客邪皆有餘之病當補水穀寒熱飲食不節中氣不足之病當補不當瀉舉世

醫者皆以飲食失節勞役所傷中氣不足當補之証誤作外感
風寒有餘客邪之病重瀉其表使榮衛之氣外絕而即喪生於
旬日之間也按陰陽應象論云天之邪氣感則害人五臟是八
益之邪乃風邪傷人筋骨風從上受之風傷筋寒傷骨蓋有形
質之物受病也係在下焦肝腎是也肝腎者地之氣故難經解
云肝腎之氣已絕於內以其肝主筋腎主骨故風邪感則筋骨
疼痛筋骨之絕則肝腎之本亦絕矣乃有餘之証也又云水穀
之寒熱感則害人六腑是七損之病乃內傷飲食也適飲食不
節勞役所傷濕從下受之謂脾胃之氣不足而反下行極則衝
脉之火逆而上是無形質之元氣受病也係在上焦心肺是也

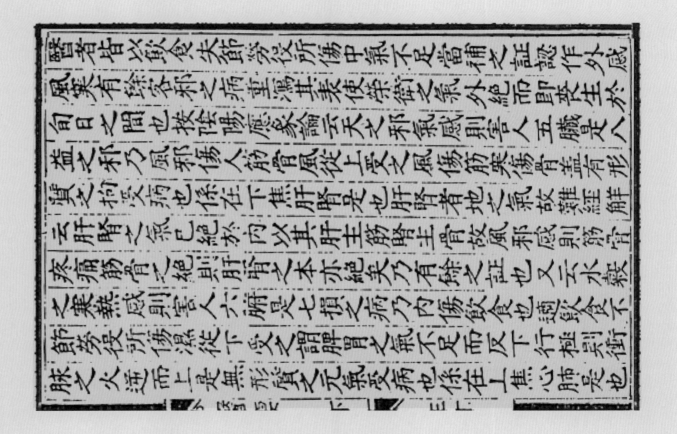

心肺者天之氣故難經解云心肺之氣已絶於外以其心主榮肺主衛肺絶故皮毛先絶神無所依故内傷飲食則亦惡風寒皮毛絶則心肺之本亦絶矣蓋胃氣不升元氣不生無滋養心肺乃不足之証也世之病此者但有挾痰有挾外邪有熱鬱於内而發者皆當以補元氣為主計受病之人飲食勞役而内傷者極多外傷者間而有之世俗不知往往將元氣不足之証便作外傷風傷表實之証而反瀉心肺是重絶其表也安得不喪其生乎蓋飲食勞倦所傷之病必氣高而喘身熱而煩及短氣上逆鼻息不調怠惰嗜臥四肢困倦不收無氣以動亦無氣以言皆為熱傷元氣以甘温之劑以補元氣即是瀉火之藥凡

所受病捫摸之肌膚間必大熱必燥熱悶亂心煩不安或渴久
病必不渴或表虛惡風寒愼不可以寒凉藥與之經言勞者溫
之損者溫之惟以補中益氣溫藥以補元氣而瀉火邪內經云
溫能除大熱正謂此也

木香化滯湯　歌云化滯名湯用木香　當歸草蔻夏生薑　紅花枳實同甘草　此劑由來治內傷

治因憂氣食濕麵結於中脘腹皮底微痛心下痞滿不食

木香　草豆蔻　甘草炙各五錢　半夏一兩　當歸稍　枳實炒各二錢　紅花五錢

右每服用五錢水一鍾半薑三片棗一枚煎服

升陽順氣湯　歌云升陽順氣柏參陳　歸夏柴胡草蔻仁　神麴黃芪并甘草　內傷此治效如神

治因飲食不節勞役所傷腰脇滿悶短氣遇春則口無味

升麻　柴胡　陳皮各一錢　半夏　人參各三錢　黄芪

甘草　栢皮各五分　當歸　草荳蔻各錢　神麯炒一錢半

右㕮咀每服五錢水一鍾半薑三片煎取七分溫服

參术調中湯　歌云參术調中五味茂　青桑地骨與陳皮　麥門更入苓甘草　熱嗽喘傷治所宜

治瀉熱止嗽定喘和脾胃進飲食

人參　白术　五味子　黄芪　青皮　桑白皮

地骨皮　陳皮　麥門冬　茯苓　甘草

右等分水二鍾煎取八分溫服

升陽益胃湯　歌云升陽益胃獨參芪　半夏連陳甘草良　柴澤苓茂并芍藥　脾損此服效非常

治脾胃虛弱四肢不收體重節痛口苦舌乾大便不調小便頻數

不嗜食令不消

羌活　獨活　防風各五錢　柴胡　白术　茯苓泻勿用

澤瀉各三錢　黄芪二兩　人參　半夏一兩　白芍藥五錢　陳皮四錢　黄連一錢

右㕮咀每服五錢水煎入薑棗溫服

補中益氣湯　歌云補中益氣着黄芪歸术陳皮參用處甘草柴參共品題升麻合着是良醫

治形神勞役或飲食失節勞倦虚損身熱虚煩頭痛或惡寒而渴

自汗無力氣高而喘

黄芪一錢五分　人參　甘草炙各　白术　當歸身　柴胡

升麻　陳皮各五分

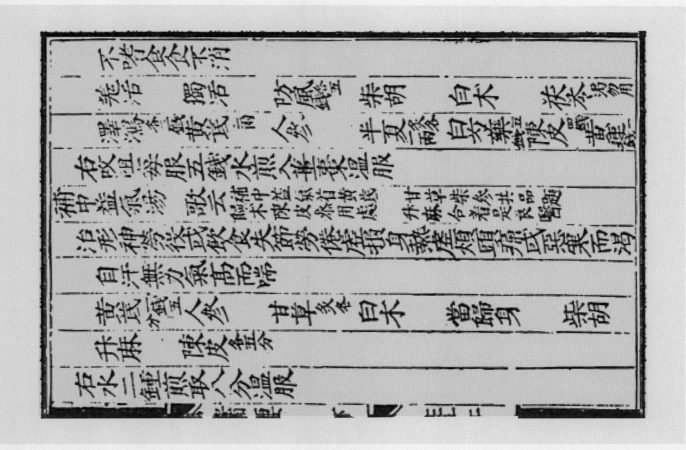

右水二鍾煎取八分溫服

枳朮丸　歌云食多胃口傷　白朮枳實搗　細末荷燒飯　丸成胃自強

治痞消食強胃食過傷損元氣以此主之

枳實一兩炒　白朮二兩

右爲細末用荷葉裹燒飯爲丸如桐子大每服八十丸白湯下

白朮者本意不取其食速化但久令人胃氣強食不復傷也

厚朴溫中湯　歌云厚朴溫中湯　陳皮與木香　茯苓草荳蔻　甘草又乾薑

治脾胃虛寒心腹脹滿及秋冬客寒犯胃時作疼痛

厚朴薑製　陳皮各一兩　茯苓　草荳蔻　甘草炙　木香各半兩　乾薑三錢

右爲粗末每服一兩薑三片煎取八分食前服論云戊火已衰不能運化又加客寒聚爲滿痛散以辛熱佐以苦甘以淡泄之氣

溫胃和痛自止矣

勞瘵門

骨蒸勞瘵論

勞瘵之証為種至多其始未有不由氣體虛弱勞傷心腎而得之蓋心主血腎主精人當壯年氣血完聚精液充滿不能適時保養惟酒色是貪無有休息以致耗散真元虛敗精液則嘔血咳痰遂至骨蒸體熱腎虛精竭倦憊無力謂之火盛金衰病勢已危兼又醫者不究其源或投之以大寒之劑或療之以大熱之藥大寒則愈虛其中大熱則愈竭其內是以絕無取效而忽至喪歿生者矣況此証傳變不同又有骨蒸殗殜復連尸注亩

上至下相傳骨肉乃至滅門者有之其受病男子自腎傳心心而肺肺而肝肝而脾女子自心傳肺肺而肝肝而脾脾而腎五臟復傳六腑蠹食傷心而遂至斃其源亦皆由房勞過度飲食無節憂思悲傷有欲不遂或病後行房或臨尸哭泣邪氣一生遂流傳五臟而不能遏也況人生以血為榮氣為輔二者運輔而無壅滯勞何由生故勞者倦也若血氣倦則不運凝滯疎漏邪氣相乘心受之為盜汗虛汗憂悲恐懼恍惚不安腎受之為骨蒸為鬼交陽虛好色愈甚肝受之為瘰癧脅滿痞聚拳攣拘急風氣乘之為疼痛脾受之為多思慮慕清涼不食多食無味肺受之為氣喘痰涎睡臥不安毛髮焦格至於六腑亦各有証

其要在於開關把胃蓋人患此疾者必血氣乾枯關脉閉也故先用藥以通其血脉而後須起胃蓋五臟皆有胃氣邪氣附之則五臟衰弱若不把胃則他藥何由而行故開關把胃乃治勞妙法也然必須明陰陽且如起胃湯病藥不可過煖陰病藥不可過涼也其間証形實多如夜夢不安遺精盜汗惡聞飲食食至不進目睛失白骨節痛疼手足心煩頭髮作滯臉唇常紅肌膚不潤大便閉澁或時溏利小便黃赤或時白濁項生瘰癧腹成氣塊鼻口生瘡喉舌乾燥或時喘息言語氣落涕唾稠粘腹脅煩悶陰中濕疼陰痒生瘡轉筋拘急舌直苦痛或皮枯痰惡或忿怒悲啼難以盡述若彼手足心煩口乾舌瘡小便黃赤大

便閟澁及熱多喉痛涎吐黃粘等証即是陽病當用陽病藥劑以瀉陽而補陰如遺精夢泄咳嗽陰疼大便溏利小便白濁飲食不化胃逆口惡雖有熱疾亦惟白色此即爲陰病當用陰病藥劑既兼諸脉証審之陰陽然後施治無不愈也

柴胡梅連散　歌云骨蒸久不瘥前胡烏梅合柴胡胡黃連猪脊童便煎

治骨蒸勞熱久而不瘥及五勞七傷虛弱皆治其效如神

胡黃連　柴胡　前胡　烏梅各三錢

每服一錢重仍入猪腰一枚猪脊髓一條韮根白五分同煎至七分去滓溫服

遶心散　歌云人參半桔茯桑百合夏神蒼芷並五味山連丁木香杏仁以通又乾薑

治虛勞或大病後心虛脾弱盜汗遺精

人參　白茯苓　蓮肉各一兩　白朮　甘草　白扁豆炒

薏苡炒　桔梗炒　乾葛炒　黄芪蜜炙各一兩　當歸五錢　桑白皮

半夏麯　百合　乾薑炮　山藥炒　五味子　木香

丁香　杏仁　白芷　神麯炒各一兩

右剉每服三錢生薑三片棗同煎空心溫服

樂令建中湯　歌云　樂令前胡與細辛　麥門黃芪橘并甘草　茯苓半夏等人參　白芍當歸又桂心

治臟腑虛損身體消瘦潮熱自汗將成勞瘵此藥退虛熱生血氣

前胡一兩　細辛　黄芪　人參　橘皮　麥門冬

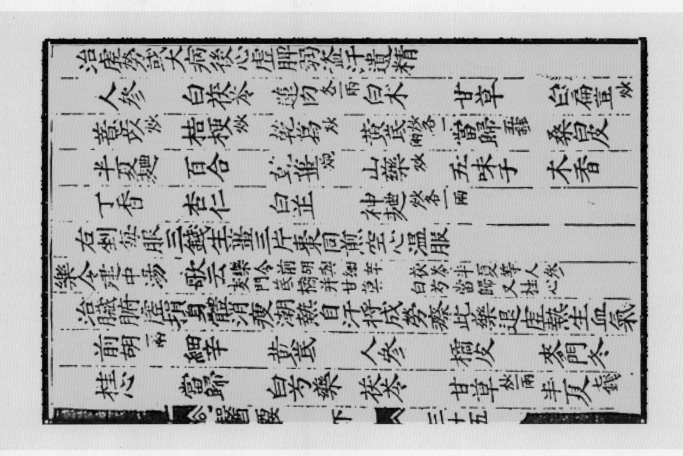

桂心　當歸　白芍藥　茯苓　甘草炒一兩　半夏七錢

右剉每服四錢薑三片棗一枚水煎服

黄芪鱉甲散　歌云 黄芪鱉甲草天門　紫菀宗知地骨夏　桑白秦艽生地參　茯苓桔芍桂相因

治虛勞客熱肌肉消瘦四肢煩熱心悸盜汗減食多渴欬嗽有血

生地黄三兩　桑白皮　半夏三兩半　天門冬五兩　鱉甲醋炙五兩　紫菀二兩半

秦艽三兩三錢　知母　赤芍藥　黄芪三兩半　人參　肉桂

桔梗二兩六錢　白茯苓　地骨皮　柴胡三兩三錢　甘草二兩半

右剉每服一兩水煎服

十灰散　歌云 十灰荷柏葉　茜根大小薊　大黄茅根梔　棕櫚牡丹皮

治勞症嘔血咯血嗽血先服此以遏之

大薊　小薊　柏葉　荷葉　茅根　茜根

大黃　山梔　牡丹皮　棕櫚

右等分燒灰存性細研紙包碗蓋地上一夕出火毒用時以白藕

搗汁或蘿蔔搗汁亦可以汁磨真京墨半碗調灰五錢食後服

病輕用此立止　病重出血升斗者亦如神效也

保和湯　歌云保和知貝冬天門苡草兜鈴歸五味百合天花款杏仁膠蘇桔地苑荷成

治勞嗽肺燥成痿者服之神效

知母　貝母　天門冬　麥門冬　款冬花各三錢　天花粉

薏苡　杏仁炒各二錢　五味子　粉草炙　兜鈴　紫苑

百合　桔梗各一錢　阿膠炒　當歸　生地黃　紫蘇　薄荷各五分

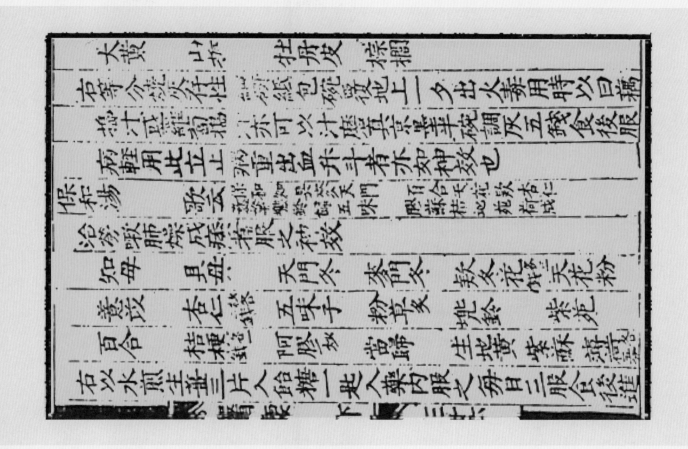

右以水煎生薑三片入飴糖一匙入藥內服之每日三服食後進

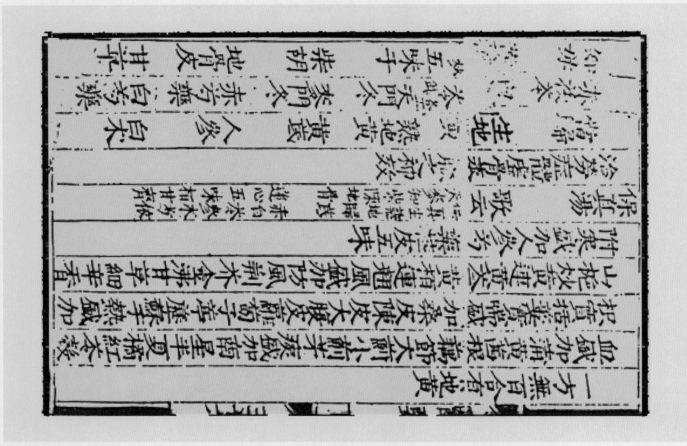

一方無百合有地黄
血盛加蒲黄茜根藕節大薊小薊茅。痰盛加南星半夏橘紅苓殼
枳實括蔞貝母。喘盛加桑皮陳皮大腹皮蘿蔔子葶藶蘇子。熱盛加
山梔炒黄連黄芩黄柏連翹。風盛加防風荆芥金沸甘草細辛香
附。寒盛加人參芍藥桂皮五味

保真湯　歌云　保真生熟地歸芪　赤白苓參术芍依　天麥知柴陳地骨　蓮心五味柏甘齊

治勞症體虚骨蒸　尤之神效

當歸　生地　熟地黄　黄芪　人參　白术
赤茯苓　白茯苓　蓮肉　天門冬　麥門冬　赤芍藥　白芍藥
知母　黄柏　炒五味子　柴胡　地骨皮　甘草

陳皮各一錢 蓮心五分

右以水煎生薑三片棗一枚食後服

驚悸加茯神遠志柏子仁酸棗仁 淋濁加萆薢台烏藥猪苓澤瀉

便澁加木通石葦萹蓄瞿麥 遺精加龍骨牡蠣蓮鬚蓮子 煩熱加滑石

夏骨青蒿鱉甲 盜汗加浮麥子炒牡蠣黃芪麻黃根

太平丸

歌云 太平知貝麥天門 墨桔蒲黃膠薄荷 杏款歸連生地分 麝香少許蜜多勻

治勞症欬嗽日久肺痿肺壅並宜噙服

天門冬 麥門冬 知母 貝母 款花 杏仁各二錢

當歸 生地黃 黃連 阿膠炒各一兩半 蒲黃 京墨

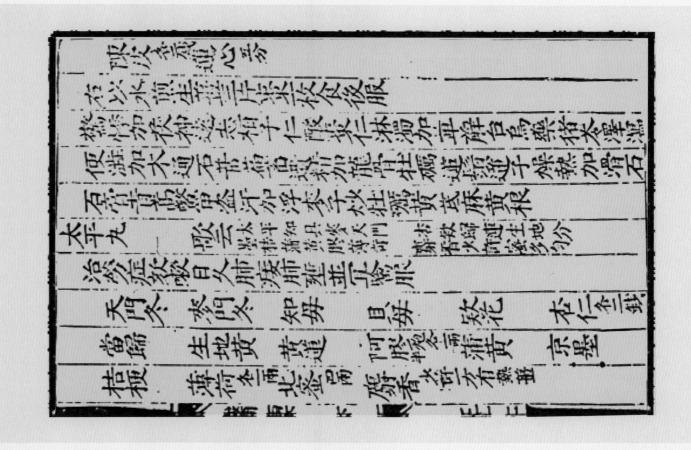

桔梗 薄荷各一兩 北蜜四兩 麝香少許一方有熟地

右將蜜煉和丸如彈子大食後濃煎薄荷湯先灌漱喉中細嚼一丸津唾送下上床時再服一丸如痰盛先用飴糖拌消化丸一百丸送下後即噙嚼此丸仰面睡從其流入肺竅

消化丸

歌云 消化青礞枳實 半夏枳殼薄荷 白礬白茯南星 橘紅牙皂相成

治勞證咳嗽日久肺痿肺壅並痰甚氣喘與太平丸兼服

白茯苓二兩 枳實一兩半 青礞石焰硝煆金色二兩 白礬枯 橘紅二兩 牙皂火炙二兩

半夏二兩 南星 枳殼一兩 薄荷一兩

右爲末以神麯打糊如梧桐子大每服一百丸上床時飴糖拌吞下次噙嚼太平丸二藥相攻痰嗽掃迹除根

以前六方出勞瘵十藥神書内用有次第如嘔吐咯嗽血者先以

十灰散遏住止血之後其人必倦其體次用獨參湯一補令其熟

睡一覺不要驚動睡起病去五六分後服諸藥保和湯止嗽寧肺

保眞丸補陰除熱 太平丸潤肺除痿消化丸下痰消氣服此藥後

若有嗽可灸 光食之續灸白鳳膏食之固其根源完其根本

病可之後方可合十珍丸服之此為救功起身之妙用也

水丘治勞秘方

陽病開關散 歌二 陽病開關柴麥門 木通桔梗木香分 參先芍藥桑皮草 地骨當歸甘有思

陽病諸症治法已開論內

以治 去蘆桔梗 秦艽 麥門冬去心 芍藥 木香

瀉各二兩 木通一兩五錢 甘草炙一錢 當歸 桑皮蜜炙 地骨皮各一兩

右㕮咀每服八錢水大盞生薑三片煎取八分空心服小便多即
病去也
陰病開闢散　歌云　陰病開闢歸芍宜　木香桂並殼相齊　南星甘草功同濟　薑酒並伏煎自奇
陰病諸症治法已開論內
當歸　赤芍藥　肉桂　白芷　甘草錢五　木香二錢
枳殼三錢　南星一錢去皮薑汁浸一宿
右㕮咀每服三錢水一盞薑三片煎七分入無灰酒三分童便三分又煎
七分溫服此起胃散一二日後不問退否兼玉龍膏服
起胃散　歌云　起胃散中白术芪　參苓山藥草瓜隨　沉香白芷同爲劑　勞瘵多端效有歸
治骨蒸勞瘵陰證三候諸証

白朮　黃芪　人參　茯苓　山藥　甘草
木瓜　沉香　白芷
右等分水二鍾煎至八分溫服
訶黎散　歌云訶黎散用訶黎勒更入木香火黃剤赤茯茱茰揔當歸丞煎療瘵揔相宜
治勞瘵咳嗽上氣陰陽二候諸証
訶黎勒　赤茯苓　柒茰　檳榔　當歸　木香　大黃
右等分水二鍾薑三片煎取八分溫服
烏龍膏　歌云烏龍膏內用烏擬貝母木香風皂角紫菀紫蔘生地宜製丸[illegible]蔡張為奇
治勞瘵涎唾稠粘上氣憤滿痰唾惡心小便黃赤口舌乾燥轉筋
拘急四肢無力及熱多咽喉不利等陽病以後藥共十兩各爲

命醫要　下　二十九

末用皂角二十片去黑皮醋炙爲末又二十片湯浸去黑皮又
将猪精肉搗爛如泥和皂角一處入水五升細揉汁入童便三
升好酒一升併熬如膏入前藥末爲丸空心麥門湯下甚者二
十日效

烏梅　紫菀　柴胡　秦艽　生地黄　貝母
木香五錢　防風　皂角各一两二錢
右服法如前

王龍膏　歌云
玉龍膏内青蒿子　鱉甲柴胡并木香
白术茯苓歸壮蠣　人參地骨白檳榔
朱砂枳殻烏梅肉　豆豉心和生地黄
更入肉蓯虎頭骨　諸蒸勞瘵效非常

治勞瘵遺精滑泄小便白濁腹脹咳嗽目睛失白骨節疼痛飲食

不化胃逆口惡陰疾爲患以後藥除豆豉二合伎砂五錢共十六兩各爲末以杏仁五升壯者以童便浸春夏七日秋冬十日和瓶日中晒每日一換新者月數足以清水淘去皮尖焙乾别以童便一升於銀石器内以文火煮至隨手爛傾入砂盆用柳木槌研糊爲膏細布濾過入酥一兩薄荷自然汁二合攪勻和前藥用槌搗五百下丸如梧桐子大空心湯下十五丸至三十丸經久諸証皆愈進食安臥面有血色乃藥行也忌食莧菜冷水生血雀鴿等物

青蒿子　鱉甲　柴胡　木香　白术　茯苓

當歸　牡蠣　人參　地骨皮　檳榔　朱砂五錢

枳殼　烏梅肉　豆豉　肉蓯蓉　虎頭骨各一兩

右服法如前

試效金鱉丸　歌云金鱉黄連煎枸杞　貝母知芳地骨皮　天麥二冬生熟地　蒸骨勞傷效立取

治五勞七傷骨蒸體熱諸藥無效

鱉一箇重一斤餘　地骨皮　枸杞子　天門冬　麥門冬　知母

貝母　黄連　生地黄　熟地黄

右水四升煎至二升另將鱉清水預浸一宿次日倒懸一宿次日入藥汁内煮汁盡爲度搗爛爲餅晒乾研爲細末煉蜜爲丸如桐子大每服六十丸白湯送下無時

蓋齋醫要卷之九終

[illegible]經濟醫要卷之十

虛損門

虛損論

經曰精氣奪則虛又曰五損因虛是人之虛損皆由攝養失宜起止踰度心腎水火不降升所致蓋人精血常爲不足加之數奪其真資化失則榮氣乃虛虛則衛氣不固精亦滑脱腎氣竭而陰微不能與胃氣上升以接清陽之氣而元氣下陷脉即微弱如感寒則損陽陽虛則陰盛故損自上而下治之宜以辛甘淡過於胃則不可治也感熱則損陰陰虛則陽盛故損自下而上治之宜以苦酸鹹過于脾則不可治也自上而損者一損損

於肺皮聚而毛落二損損於心血脉虚少不能榮於臟腑婦人月水不通三損損於胃飲食不能爲肌膚自下而損者一損損於腎骨痿不能起於床二損損於肝筋緩不能自收持三損損於脾飲食不能消尅論曰心肺損而色敝腎肺損而形痿穀不能化而脾損感此皆損之病漸漬之深皆虚勞之疾而難經脉証又以損脉從上下至骨痿不能起於床者死至脉從下上至皮聚而毛落者死其治法又以損其肺者益其氣損其心者調其榮衛損其脾者調其飲食適其寒温損其肝者緩其中損其腎者益其精又須先顧元氣蓋有因病致虚者如傷寒暑飲食後或久病所致之類是也有因虚致損者如病後形瘁瘵弱勞

瘵之類是也若因病致虛猶未甚病勢尚在元氣未虛也至於病稍愈而復勞或復飲食勞倦或房勞七情六慾陽痿陰弱加至羸損此乃爲重病勢已過元氣已索故也二者更當分治然虛皆爲陰氣不足夫天之陽氣爲氣地之陰氣爲血氣常有餘而血常不足人之情慾無涯而增虛極者多在於陰耳世俗不知往往補以辛香燥熱之劑以火濟火能免實實虛虛之禍耶經曰形不足者溫之以氣精不足者補之以味氣屬陽天之所以食人者血屬陰地之所以食人者戒乎偏勝非便以溫爲熱也又若曰損者補之勞者溫之此溫乃溫存之溫也豈必溫爲熱哉又如虛則補其母實則瀉其子此亦欲權衡之得其平

也然又有宜補宜瀉者又在視其病氣之不足有餘也若人病勢潮作之時精神增加是爲病氣有餘乃邪氣勝也急瀉之以寒涼酸苦之劑如潮作之時神氣困弱語言無力爲病氣不足乃真氣不足也急補之以辛甘温熱之劑又有形氣病氣兩不足者此陰陽俱不足也不可刺之刺之重不足重不足則陰陽俱竭血氣皆盡五臟空虛筋骨髓枯者絶滅壯者不復矣形氣病氣並有餘者此謂陰陽俱有餘也急瀉其邪調其虛實故曰有餘者瀉之不足者補之此之謂也

人參養榮湯 歌云 養榮熟地草陳皮 芪芍桂心宗五味 遠志參苓白朮歸 泄加龍骨延相宜

治積勞虛損四肢骨肉瘦疼咳吸少氣行動喘啜腰背強痛飲食

不思陰陽衰弱咳嗽下痢嘔吐痰涎日漸瘦削

人參　白朮　甘草炙　熟地黄　五味子　茯苓

白芍藥　當歸　陳皮　黄芪　桂心去皮　遠志去骨　等分

右水二鍾薑三片棗一枚煎取八分空心熱服

清心蓮子飲　歌云清心蓮子與參芪白茯車前石蓮肉　麥門冬地骨皮真歷林濁盡能醫

治心中蓄積時常煩躁因而思慮勞力憂愁抑鬱小便白濁夜多夢

泄遺瀝澁痛便赤如血上盛下虛四体倦怠或因酒色過度怒火

炎上肺金受尅口舌乾燥漸成消渴婦人帶下睡臥不安

黄芩　麥門冬　地骨皮　車前子　甘草　石蓮肉

白茯苓　黄芪　人參

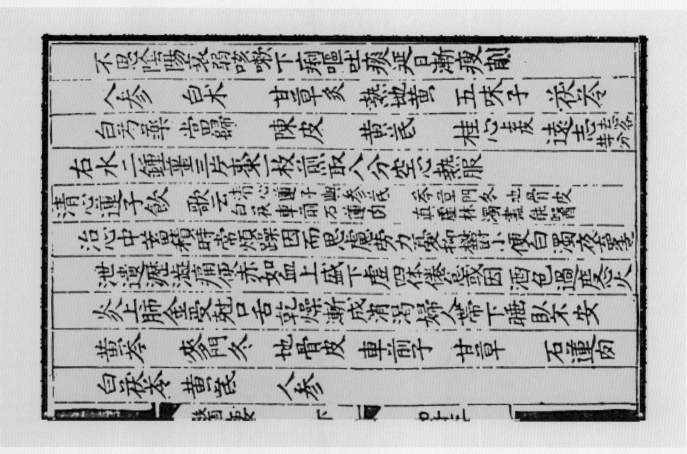

醫要　下

右等分水二鍾煎取八分温冷食前服發熱加柴胡薄荷

十全大補湯 歌云 十全大補草黄芪 芎芍人參熟地歸 白术茯苓官桂等 補精養腎極相宜

治男子婦人諸虚不足五勞七傷不進飲食久病虚損時發潮熱夜夢遺精面色萎黄産後虚汗太多神昏欲成痓病服之爲佳

人參 肉桂去皮 川芎 熟地黄酒洗 茯苓 白术

甘草 川當歸 黄芪 白芍藥

右等分水二鍾薑三片棗二枚煎至八分不拘時服

黄芪鱉甲散 歌云 黄芪鱉甲桂柴參 半夏秦艽芍茯苓 知母天門并地骨 桑皮紫菀桔和中

治虚勞客熱肌肉消瘦四肢倦怠五心煩熱口燥咽乾日夜潮熱夜夢盗汗胸脇不利減食多渴欬唾稠粘時有膿血

人參　肉桂去皮各五分　桔梗　生乾地黄　半夏　紫菀
知母　赤芍藥　黄芪　甘草　桑白皮　天門冬
鱉甲醋炙　秦艽　白茯苓　地骨皮　柴胡各八分
右水二鍾煎取八分食遠服
十四味建中湯　歌云當歸白朮草川芎　川附蓯蓉芪半夏　芍桂參苓熟地同　建中湯入麥門冬
治勞衛不足臟腑俱傷積勞虛損形體羸瘠短氣嗜臥寒熱頭痛
咳嗽喘促吐嘔痰沫夜臥汗多失血虛極心忪面黑脾虛食少
當歸酒製　白芍藥　白朮　甘草　人參　麥門冬去心
熟地黄酒洗　川芎　茯苓　肉蓯蓉酒浸　肉桂　附子炮去皮　半夏　炙黄芪
右各等分水二鍾薑三片棗一枚煎取八分食前服

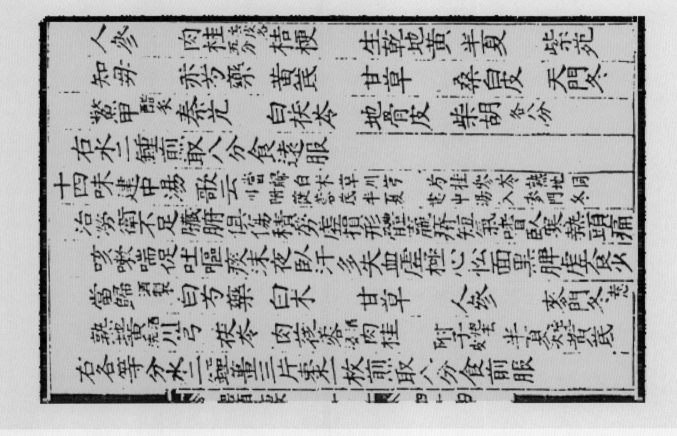

茯苓補心湯 歌云補心湯用參蘇飲芍藥芎歸熟地黃虛熱心煩多痰嗽調經此服即安康

治心虛不安飲食少進形瘦身熱煩燥惡寒欬嗽遲滯經愆不行

茯苓 芍藥 川芎 當歸 熟地黃 前胡 人參 半夏湯泡製

蘇葉 乾葛 枳殼 陳皮 甘草 桔梗

右各等分作一貼水二鍾薑三片棗二枚煎取八分食遠服

補中益氣湯 歌云補中益氣芪草參歸朮柴胡共栢皮必入陳皮升芍藥諸虛勞損並加醫

治形神勞役飲食失節勞倦虛損身熱而煩惡寒而渴自汗無力

人參 黃芪 當歸 甘草 白朮 栢皮 柴胡 陳皮 升麻 芍藥

右各等分水二鍾煎取八分溫服內有加減

調元多子方歌云調元多子用陳皮　熟地人參芍木皆　山茱柏仲從山藥　杞兔絲炒鹿霜宜　五味破故牛生地　蜂蜜為丸酒服之

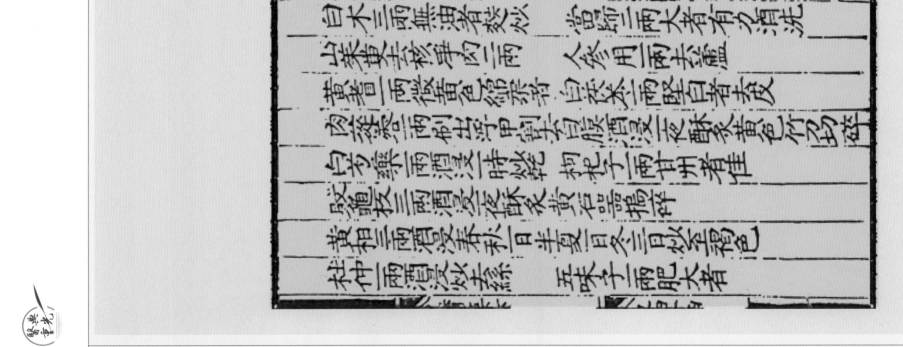

熟地黄三兩肥大沉水雅慶者佳酒和九蒸九暴竹刀切碎
白木三兩無油者麩炒　當歸二兩大者有力酒洗
山茱萸去核淨肉二兩　人參用一兩去蘆
黄耆一兩微黄色綿耎者　白茯苓一兩堅白者去皮
肉蓯蓉二兩刷出浮甲劈去白膜酒浸一夜酥炙黄色竹刀切碎
白芍藥一兩酒浸一時炒乾　枸杞子一兩甘州者佳
鹿龜板三兩酒浸一夜酥炙黄石器搗碎
黄柏三兩酒浸春秋一日半夏一日冬三日炒至褐色
杜仲一兩酒浸炒去絲　五味子一兩肥大者

牛膝一兩柔潤者酒浸一宿　破故紙一兩炒黄

山藥一兩白無皮者可　生地黄二兩酒浸晒乾竹刀切碎

陳皮一兩陳者泡去白　知母二兩酒浸一宿炒

虎脛骨一兩酥炙黄色

右方共藥二十二味名二至丸取冬至一陽生夏至一陰生之義其效如神如法製造爲末取分兩淨數煉蜜爲丸如梧桐子大每服八十丸或百丸無灰酒及塩湯不拘時送下

大造丸論與丹溪補天丸頗同

按紫河車即生子胎衣兒從胞中解系於胞受胞之養胞系於母腰受母之蔭父精母血相合生成之精且元氣所鍾也夫名爲紫河

車者盂天地之先陰陽之祖胚胎將兆九九數足此則載而乘之故名其歷驗篇名曰混沌皮釋氏又謂之佛袈裟製服有却疾之功久服有延年之效但不可常得之物或且有嫌忌故人不知用耳愚每製此方惠諸人人其取功奏效可應手而得一人禀氣素弱陽事大痿因以河車配他藥爲一方服不二料體貌頓易連生數子一婦人年近六十時已衰憊用河車加補藥作丸服甚効壽至九十強健如中年人一人大病久不能作呼聲服不數次呼聲出矣一人患痿足不任地服之半年病去如失用於女人尤妙豈非本所自出而各從其類耶若多生女及無子夭婦服之而生男者歷歷可數病危將絶者一二服可更生補益之功極其至矣

故名大造丸配合諸藥俱有至理並註各藥之下

紫河車 一具米泔水洗淨新瓦上焙乾爲末須初生男女爲妙原方製法吾依法服之微覺燥熱焙乾火毒未去若蒸熟曬乾又有用銀器加淡酒水内蒸化入藥者生用氣力尤全又云男用女胎女用男胎大抵不可必得男女通用俱可若婦人壯實便第二胎亦可

敗龜板 年久者良童便浸三日酥炙黄二兩○按此酥炙亦不免火毒嘗見濟南胡良醫云龜板童便浸磁碗片刮去内外皮膜蒸熟晒乾爲末最妙此當依胡言

黄柏 去粗皮鹽酒浸炒至褐色一兩五錢○邪火止能動

欲不能生物俗醫用陽藥滋補非徒無益爲害不小
上二味補陽補陰居最用爲河車之佐
杜仲 酥炙去絲一兩五錢主腎虧精損腰痰餘瀝
牛膝 去苗酒浸晒乾一兩二錢下部之藥引諸藥而行
以上四味足少陰腎經藥古方加陳皮名補腎丸
生地黄 淮慶肥大者二兩五錢入砂仁末六錢白茯苓一塊
重二兩稀絹同入銀礶内好酒煮乾添酒煮七次去
茯苓砂仁不用蓋地黄得砂仁茯苓及黄柏則走足
陰陶尚文以此四味爲天一生水丸秘而不傳
天門冬去心二兩二錢人參去蘆二兩麥門冬去心二兩二錢[illegible]五味子七錢

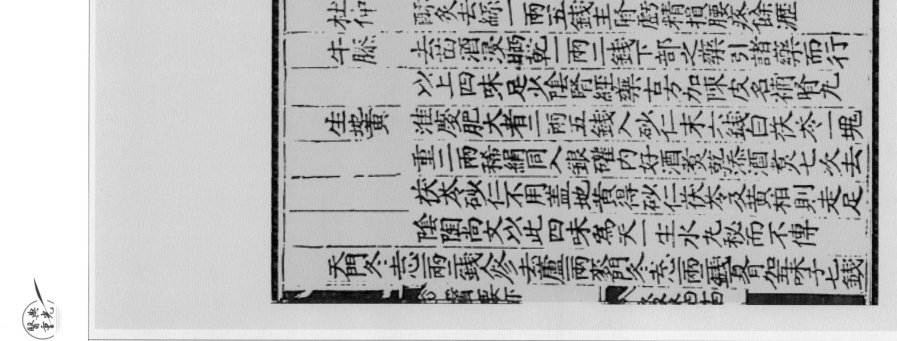

上四味少陰藥二門冬保肺氣不令火刑降肺氣下
行腎水然其性有降無升得人參則補而降本草云
主多生子以此也古方加地黄名固本丸只麥門冬
五味子人參三味名生脉散此方配合之意大抵以
金水二臟爲生化之源加河車以成大造之功
右藥除地黄另用木石臼內杵舂一日餘藥各爲末和
地黄膏再搗極勻酒米糊爲丸如小豆大每服八九
十丸空心臨睡淡鹽湯並湯任下寒月好酒尤妙
男子遺精婦人帶下並加牡蠣粉一兩五錢婦人加
當歸二兩去龜板

何首烏丸　歌云熟地何首天門冬　更加枸杞山萸肉　知母茯苓酸棗同　煉蜜爲丸即有功

補精烏鬚髮

熟地黃二兩　何首烏四兩　天門冬　肥知母各二兩　白茯苓一兩去皮

酸棗仁　枸杞子甘州者　山茱萸肉各一兩

右用旱蓮草一觔取汁各分浸各藥三週時取起晒乾爲細末煉蜜爲丸如桐子大每服八十丸鹽酒空心送下日進二次不可見鐵器之物

烏鬚丸　歌云浸石蓮花五加皮　中年鬚髮斑白者　生熟地黃槐角依　服之一月効有奇

治未中年鬚髮斑白者服之一月反黑

没石子[illegible]箇三錢二雄　蓮花蕊　五加皮　生地黃　熟地黃　槐角子各三兩

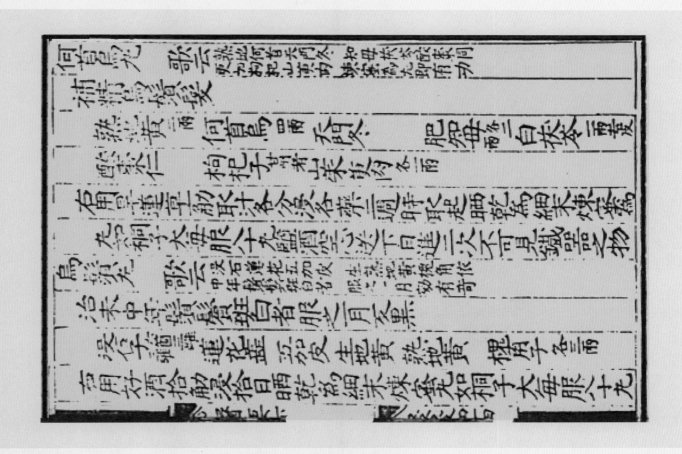

右用好酒拾觔浸拾日晒乾爲細末煉蜜爲丸如桐子大每服八十丸

將浸藥石酒溫熱食遠送下不可見鐵器之物

瓊玉膏 方

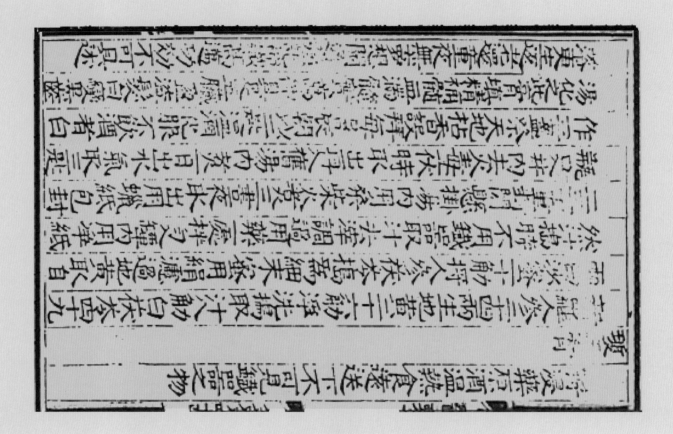

新羅人參二十四兩生地黃一十六觔淨洗搗取汁十八觔白茯苓四十九
兩白蜜一十觔將人參茯苓搗為細末蜜用絹濾過地黃取自
然汁搗時不用鐵器取汁去滓調過用藥一處拌勻入罈內用淨紙
二三十重封閉懸掛湯內用桑柴火煮三晝夜取出用蠟紙包封
瓶口入井內去火毒一伏時取出再入舊湯內煮一日出水氣取三匙
作三盞祭天地拈香設拜每日空心以三匙溫酒化服不飲酒者白
湯化之此膏填精補髓血滿髓實萬神具足五臟盈溢髮白變黑
落更生返老還童夜無夢想開通強志日誦萬言神識高邁功效不可具述

加味補陰丸　歌云　補陰知母芍當歸　牛膝瑣陽菰熟地　黄栢陳皮又炙龜　用之虎骨足扶頹

降陰火滋腎水利腰膝壯筋骨

黄栢四兩　知母　熟地黄　敗龜板酥炙　牛膝　當歸各二兩

芍藥　瑣陽　陳皮　虎骨各一兩酥炙

右為細末毋犯鐵器酒煮羊肉丸如梧桐子大每服五六十丸淡塩湯送下

自汗門

自汗論

心之所藏在内者為血發於外者為汗盖汗乃心之液而自汗之証未有不由心腎俱虚而得者故陰虚陽必湊發熱而自汗陽虚陰必

稟發厥而自汗此陰陽偏勝所致也然所謂自汗者無問昏醒浸浸
自出若睡着汗出覺而隨止即名盜汗心虛所致勞役而動因以出
汗非自汗也內因之脉多微而濇濇而虛虛而弱治之斂心氣濇
水升降水火汗自止矣然有傷寒而自汗者邪氣干衛氣不固發散
所致又有傷寒盜汗非若雜病之虛是由邪氣在半表半裏使之然
也此邪氣侵行於裏外連表邪及睡則衛氣行於裏乘表中陽氣不
緻津液得泄故但睡而汗出覺而氣散於表而汗止矣悉當和解而
已有手足汗出者胃主四肢陽明之証也陽經邪熱傳併陽明陽明
為津液之主病則自汗有頭汗出者亦屬陽明蓋邪搏諸陽津液上
溱見於頭也以實表活血清利為先而丹溪亦言自汗屬氣虛血虛

陽虛痰濕者俱自汗之原也治宜各從其類

玉屏風散　歌云散號玉屏風防風成劑服　黄芪白术同自汗有神功

治自汗

黄芪　白术　防風各二錢

右爲一貼水二鍾煎至八分去滓食遠温服

濟生黄芪湯　歌云黄芪湯入草歸苓小麥麻黄根肉桂　熟地天門五味成防風同劑汗隨寧

治喜怒驚恐房室虛勞致陰陽偏虛或發厥自汗

黄芪　當歸　熟地黄　天門冬　五味子　小麥

麻黄根　肉桂　防風各等分

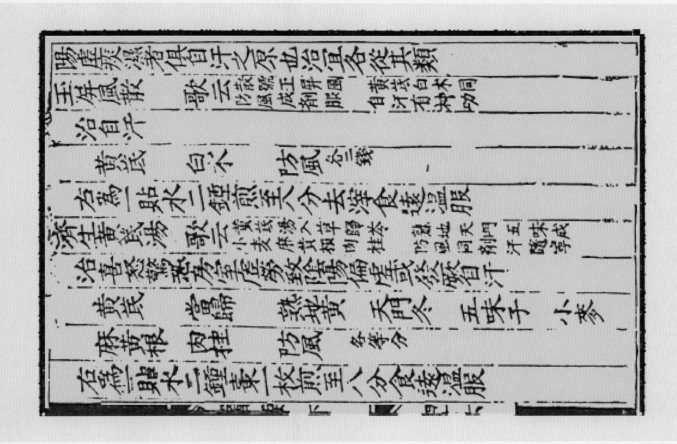

右爲一貼水二鍾棗一枚煎至八分食遠温服

當歸六黃湯　歌云 六黃湯內用當歸　生地芩連熟地隨　更入黄芪并黄柏　身多自汗服無危

治自汗盜汗

當歸　生地黄　黄芩　黄連　熟地黄　黄芪　黄柏

右水二鍾煎取八分食遠溫服

大補黄芪湯　歌云 大補黄芪五味苓　防風白朮與歸參　川芎桂草茱萸肉　熟地同湯汗可禁

治自汗斂心氣滋腎水補不足實表裏

黄芪　白朮　五味子　人參　茯苓　防風

當歸　川芎　官桂　山茱萸肉　熟地黄　甘草

右各等分水二鍾棗二枚煎取八分食遠溫服

痟渴論

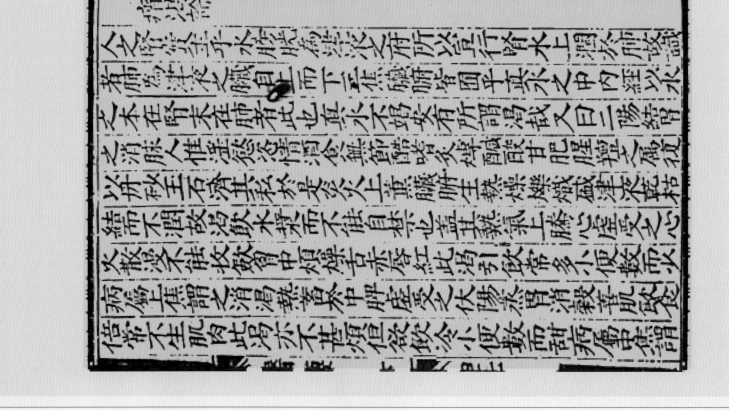

人之腎實主乎水膀胱爲津液之府所以宣行腎水上潤於肺故識者肺爲津液之臟自上而下三焦臟腑皆囿乎真水之中內經以水之本在腎末在肺者此也真水不竭安有所謂渴哉又曰二陽結謂之消脉人惟淫慾恣情酒食無節酷嗜炙煿醎酸甘肥腥羶之屬復以丹砂玉石濟其私於是炎火上熏臟腑生熱燥熾盛津液乾枯結而不潤故渴飲水漿而不能自禁也蓋其熱氣上騰心虛受之心火散漫不能收斂胸中煩燥舌赤唇紅此渴引飲常多小便數而少病屬上焦謂之消渴熱蓄於中脾虛受之伏陽蒸胃消穀善肌飲食倍常不生肌肉此渴亦不甚煩但欲飲冷小便數而甜病屬中焦謂

之消中熱伏於下腎虛受之腿膝枯細骨節酸疼精走髓空引水自救此渴水飲不多隨即溺下小便濁而有脂液者病屬下焦謂之消腎此三消者其燥熱同也又有言心肺氣厥而渴者有言肝痹而渴者有言脾濕而渴者有言腎熱而渴者有言胃與大腸二陽結熱而渴者有言脾痹而渴者有言小腸脾熱而渴者有因病瘧而渴者有因肥甘炙食而渴者有因醉飽入房而渴者有因遠行勞倦遇大熱而渴者有因傷寒胃乾而渴者有因病風而渴者雖五臟之部分不同而其病之爲燥熱亡液則一也又若强中消渴其斃可立待者又何言哉大率治此疾者必宜補腎水陰寒之虛而瀉心火陽熱之實除腸胃燥熱之甚濟身中津液之衰使道路散而不結津液生而不

枯氣血利而不滋則病日已矣豈不以滋潤之劑養陰以制燥滋水而充液也哉何世之論消渴者多不知其意而欲行燥藥以補元氣殊不知腎水屬陰而本寒虛則爲熱心火屬陽而本熱虛則爲寒若腎水陰虛則心火陽實是謂陽實陰虛而上下俱熱矣以彼之言但見消渴數溲遂言爲下部寒爾豈知腸腎燥熱怫鬱使之然也且夫寒物屬陰能養水而瀉心熱物屬陽能養火而耗水今腎水既不勝心火則上下俱熱矣又將以熱藥養腎水而欲令勝心火有是理耶

和血益氣湯　歌云　益和氣血杏麻黃　生地桃仁知母羗　升柏連柴歸防己　紅花甘草石膏強

治消渴飲水不能自禁氣血澁而不利胃中煩燥小便數而少

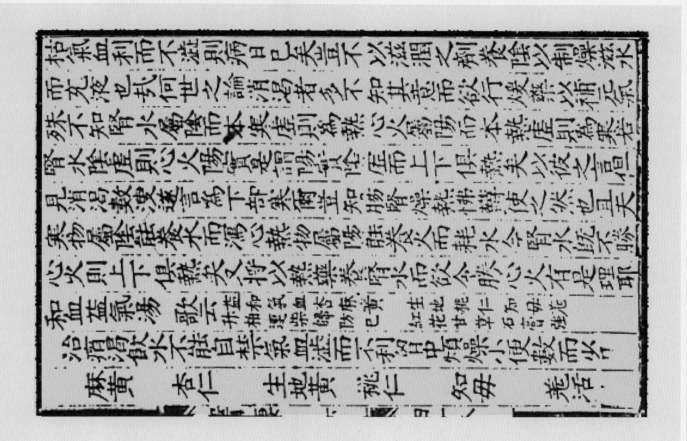

麻黃　杏仁　生地黃　桃仁　知母　羗活

升麻　黄栢　黄連　柴胡　當歸　防已

紅花　甘草　石膏各等分

右爲一貼水二鍾煎取八分去滓食遠温服

黄芪六一湯　歌云六一黄芪方古有　一分甘草六分芪　更加一棗煎成服　男女諸虛盡可醫

治男子婦人諸虛不足胷中煩悸時常消渴或先渴而後發瘡或病癰疽而後渴者並治之

黄芪，甘草

右等分水二鍾棗一枚煎取八分温服

地黄飲子　歌云地黄飲子有神功　生熟淮黄參草同　石斛黄芪并枳實　枇杷澤瀉麥門冬

治消渴咽乾面赤煩燥

生淮黄　熟淮黄　人參　甘草　石斛　黄芪
枳實　枇杷　澤瀉　麥門冬　生地黄各等分
右爲一貼水二鍾棗一枚食遠溫服
麥門冬飲子　歌云麥門飲子加生地知母蔞仁并甘草五味人參葛茯神[illegible]消煩渴即時寧
治膈消胸滿津液乾少知氣多爲消渴
生地黄　五味子　人參　甘草　茯神　知母
麥門冬　瓜蔞仁　甘草
右各等分爲一貼水二鍾煎取八分食前溫服
黄芪湯　歌云黄芪湯用麥門冬更入茯苓并甘草生地天花五味從清消咽渴有奇功
治痞渴煩燥舌赤唇紅津液枯燥

黄芪　麥門冬　生地黄　天花粉　五味子　茯苓　甘草

右各等分水二鍾煎取八分去滓温服

簡易天花元　歌云簡易宣連牡蠣　苦參知母及天花　辰砂鐵粉金銀箔　蘆薈[illegible]之爲宜加

治三痟渴神效

净黄連三兩童便浸三宿焙白扁豆蒸製去皮炒二兩辰砂別研一兩

牡蠣煅半兩鐵粉是粉治生鐵有黄衆內黑灰是別研乙兩知母苦參

天花粉各半兩蘆薈乙钱金銀箔各二十片

右爲細末生瓜蔞根汁一合同煉蜜爲丸如梧子大每服七十丸空

心麥門冬湯下

蓋齋醫要卷之十終

藎齋醫要

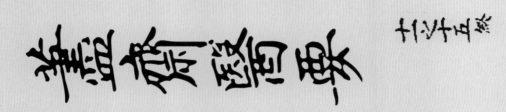

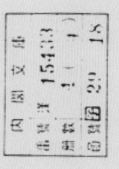

十二之十五終

葢齋醫要卷之十一

瘧門

瘧證論

素問云瘧生於風又云夏傷於暑秋必病瘧由脾胃虛而有痰外冒六淫陰陽交爭虛實更作而成也其發始於毫毛欠伸寒慄頭與腰脊俱痛或先寒後熱先熱後寒或熱多寒少寒多熱少或單熱單寒其發有時者其邪客於風府循膂而下衛氣一日一夜必大會故一日一作當晏也爲易治或間日或三日一作衛氣行風府日下一節二十日至尾骶以入脊內注於伏衝脉出於缺盆中其氣既上故病稍早發其間日發者由邪氣內

薄五臟其氣深其行遲間日難治三日尤難治也夫三日一作者陰經受病也作於子午卯酉少陰瘧也作於寅申巳亥厥陰瘧也作於辰戌丑未太陰瘧也又寒瘧屬太陽熱瘧屬陽明風瘧屬少陽瘧得於暑當汗而解或因取涼太過汗鬱成痰其初感也弱者即病胃氣強者伏而不動至於再感復因內傷其病乃作宜其難差夫感暑與風皆外邪也非汗多不解又有感病極深邪氣必自臟傳出至府其發無時若發於午之後寅之前者血受病也二日連發住一日者氣血俱病也故治此病者春夏易秋冬難在陽分易在陰分難又當以寒熱多寡分經絡而治蓋傷在陽者遲而暴傷在陰者遠而深在氣則發之早在血

則發之晏淺則日作深則間之此雖分在陰在陽是乃淺深之
謂皆當從汗而解也又邪氣深入陰分血分而成久瘧者必當
用升發之藥自藏而出之於府然後自表作汗而解若用下藥
則邪氣愈陷下而難出也又久瘧之人正氣虛者不可用劫藥
恐損其胃氣也若有瘧母必須毒藥消之行氣消堅爲主又有
食瘧痰瘧痎瘧瘴瘧牝瘧牡瘧者皆當隨証而思其所以治之
也俗稱瘧爲脾寒此亦有理蓋由暑盛陽極人伏陰在內脾困
體倦腠理開發或因取凉而微寒客於肌肉或勞役飢飽內傷
而即病作故指肌肉屬脾發則惡寒戰慄乃謂之脾寒耳古人
辯瘧不得爲脾寒者正恐人專於温脾之說不明造化之源而

夫病機氣宜之要也

常山飲　歌云：常山飲入草烏梅，知母良薑草菓宜；瘧疾不痊知蔡滴，使民煎服效須臾。

治瘧疾蓋因外邪客於風府，生冷之物內傷，寒熱獨作，寒則肢體顫掉，熱則舉身如燒，頭疼惡心，飲食少進，口苦咽乾，漸成勞瘧。

知母　川常山　草菓　甘草炙　良薑煨，一　烏梅五箇去仁

右水二鍾，薑五片，棗一枚，不拘時去滓服。

萬安飲　歌云：萬安草菓及青皮，柴草常山厚朴梅；更入檳榔薑五片，水煎加酒效為奇。

治瘧久不愈，寒熱大作。

草菓　青皮　柴胡　甘草　常山　厚朴　檳榔

右水酒各一鍾，薑五片，烏梅一箇去仁，露一宿，臨發日早溫服。

清脾湯　歌云：青脾湯用草柴胡，白术黄芩草菓扶。半夏茯苓青厚朴，脉成弦數亦將蘇。

治瘧疾脉來弦數成熱多寒少口苦舌乾小便赤澁或熱不寒

青皮　白术　柴胡　厚朴薑製　茯苓　黄芩

半夏薑製　草菓仁

右水二鍾薑三片棗一枚煎至八分未發前併進三服

七寶飲　歌云：七寶飲中草菓仁，烏梅白术與參陳。茯苓半夏并甘草，瘧痰驅除效若神。

治久瘧心膈有痰或先寒後熱不問鬼瘧食瘧

草菓仁　白术　人參　陳皮　茯苓　半夏　甘草各一錢

右水酒各一鍾薑三片煎至一鍾露一宿卯時再煎一鍾發日面東溫服

四獸飲　歌云：四獸飲湯加白术，陳皮甘草夏參苓。烏梅草菓生薑棗，瘧痰加使服自寧。

治五臟氣虛喜怒不節致陰陽相勝結聚涎飲與胃氣相搏而發瘧

人參　白朮　茯苓　甘草　陳皮　草菓

烏梅去仁　棗子　半夏薑製　生薑各等分

右爲一處以鹽少許淹食頃時紙裹數重慢火煨香熟水一盞煎取七分未發前併進數服

鱉甲飲子　歌云鱉甲川芎厚朴芪　檳榔草菓并甘草　烏梅白朮與陳皮　薑棗同煎病可醫

治瘧久不愈腹中結塊名曰瘧母

鱉甲　白朮　黄芪　厚朴　川芎　陳皮

檳榔　白芍藥　草菓　甘草

右等分水二鍾薑三片棗一枚烏梅半箇煎取八分食遠服

痢門 又名滯下

痢証論

古方滯下即痢疾多由脾胃不和飲食過度停積於腸胃不能尅化又爲風寒暑濕之氣干之故爲此疾有氣虛兼寒熱有食積有風邪有熱有濕有陽氣下陷而感受不一其在皮膚之分屬金故色白也次在血脉之分屬心火故爲血也或赤熱深甚也在肌肉屬脾土故作黄膿在筋部屬肝故其膿色帯蒼深至骨屬腎水故紫黒血出也各隨五臟而見五色是其標也本則一出於熱但分淺深而已又風喜傷肝肝主血下清血者爲風也濕喜傷脾而取下如荳汁盖脾胃爲五穀之海無物不受常

無四臟而荳汁之色如五色之相雜故下如荳汁者爲濕也凡
此泄痢有重急後重者有腹痛甚者盖裏急後重其証不一有因
火熱有因氣滯有因積壅有大腸氣降而爲氣虛有虛坐努責
而爲血虛者大要火熱者寒之清之氣滯者調之積滯者去之
氣虛而降者升之血虛者補之各察其所因也至於腹痛亦然
有因內氣鬱結不行所致理宜行氣散鬱爲先亦有挾寒挾火
熱積滯血虛者又宜隨証處治可也河間深辯不當以赤白分
冷熱乃爲肺金心火之化而治以辛苦寒之劑或微加辛熱爲
佐蓋辛能發散開通鬱結苦能燥濕寒能勝熱使氣宣平而已
但世之患此疾者赤白居多今既以不當分冷熱爲治若專以

辛苦寒退熱此則治本之法所謂心火肺金之化者抑有別焉蓋心主血肺主氣白屬肺金此氣受病也赤屬心火此血受病也赤白相雜血氣俱受病也知此則肝青脾黃腎黑亦可得而互明矣夫河間則以爲諸痢一出於熱然考之內經蓋亦有寒者在但熱多而寒少也丹溪則亦以爲有挾虛挾寒之証但世之局方不辯三因專用澁熱之藥其失甚矣至專用苦寒疎下之藥則亦未甚爲當何則蓋病有虛實治有先後若病氣暴至元氣壯實積滯膠固須宜下之病久氣脫腸胃虛滑不禁者亦宜溫之澁之大抵治痢當從仲景河間之法可溫則溫可下則下或解表或利小便或待其自已河間分別在表在裏挾風挾

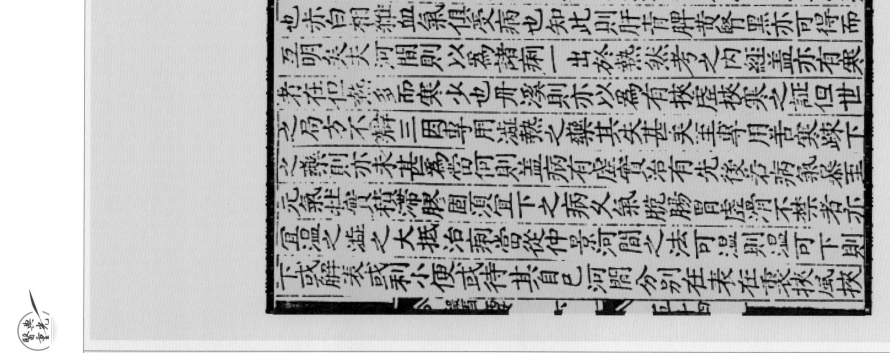

熱挾寒等証後之作者無越於斯但氣血一條未甞立論其於芍藥湯下有曰血行則便自愈調氣則後重除蓋謂溲便膿血血之滯也故曰行血自愈奔迫後重氣之實也故曰調氣自除但膿血赤白亦有氣病血病之分後重裏急亦有氣實血虛之異學者又不可不察又有一家之內上下傳染長幼相似是疫毒痢也治法固當察其運氣之相勝及虛實冷熱從證而用之又有飲服冷酒寒物房室勞傷精血而成久毒痢則宜消化毒食以保衛之若痢而能食知胃未病也若脾胃濕熱之毒熏蒸清道而上以致胃口閉塞而成禁口之証理宜除胃口之邪熱以通心氣可也

治痢十法

痢有惡寒發熱身首俱痛此爲表証宜微汗和解用蒼芎陳芍甘草之劑其或腹痛後重小水短下積此爲裏証宜和中疎氣用炒殼製朴芍陳滑草之劑其或下墜異常積中有紫黑血而又痛甚此爲死血証法當用搯細桃仁滑石行之或口燥及大便口燥辣是名挾熱即加黄芩或口不渴身不熱喜熱手熨盪是名挾寒即加乾薑其或下墜在血活之後此氣滯証宜於前藥加檳榔一其或在下則纒住在上則嘔食此爲毒積未化胃氣未平証當認其寒則温之熱則清之虚則用參术補之毒解積下食將自進其或力倦自覺氣少惡食此爲挾虚証宜加白

术當歸身尾甚者加人參又甚者止用此一條加陳皮補之虛回而痢自止其或氣行血和積少但虛坐努責此爲無血證倍用當歸身尾却以生芍藥生桃仁佐之復以陳皮和之血生自安其或纏墜退減十之七八穢積已盡糟粕未實當以炒芍藥炒白术炙甘草以服之其或利後糟粕未實或食粥稍多或飢甚方食腹中作痛切忌驚恐當以陳皮白术各半湯和之自安其或久痢後體虛弱滑下不止又當以藥澀之謹録丹溪治法於此

芍藥湯　訣云芍藥湯中用木香　黄芩官桂及檳榔　歸連甘草將軍共　止痢消疾服自強

治下痢膿血裏急後重腹痛作渴日夜無度

芍藥三錢 黃芩 當歸 黃連各一錢半 甘草炙錢 木香

檳榔 官桂各五分 大黃二錢

右水二鍾煎取八分溫服如虛人痢久去大黃內除官桂甘草又

名導滯湯

當歸芍藥湯 歌云 當歸芍藥痢中湯 更入黃連并厚朴 枳殼黃芩與木香 腹疼虛坐即時強

治下痢努責疼痛虛坐而不了者

當歸 芍藥 黃芩 黃連 枳殼 厚朴各等分 木香減半

右水二鍾煎取八分去滓服

地榆散 歌云 地榆赤芍茯苓歸 脾胃氣虛并冷熱 粟殼乾薑草蔻隨 白紅痢證盡能醫

治脾胃氣虛冷熱不調下痢膿血赤多白少裏急後重口燥煩渴

小便不利純下鮮血

地榆炒　乾葛各七分　茯苓去皮　赤芍藥各分　乾薑六分　當歸八分

甘草炙　罌粟殼蜜炙一錢

右水二鍾薑三片煎至七分不拘時服

胃風湯　歌云胃風湯用桂參芎　芍藥歸苓白朮同　粟米百餘煎入內　腸虛腹痛有神功

治風冷乘虛入客腸胃水穀不化泄瀉注下腹脇疼痛腸胃濕毒

下如豆汁或下瘀血日夜無度

白朮　川芎　人參　白芍藥　當歸　肉桂　茯苓各等分

右水二鍾粟米百餘粒煎取七分去滓空心熱服

御米湯　歌云御米乾薑草茯苓　罌房厚朴共人參　烏梅大棗加薑片　下痢無時服便寧

治久患痢疾或赤或白臍腹疞痛裏急後重發歇無時日夕無度及
下血不已全不入食並皆治之
厚朴去皮薑製　罌粟殼蜜炙　白茯苓　甘草各一錢　人參　乾薑炮各七分
右水二鍾薑三片棗三枚烏梅乙箇去仁煎取八分食前服
真人養臟湯　歌云　養臟訶棃與木香　人參肉荳罌粟草　當歸白朮芍同方　治痢升中此最良
治大人小兒腸胃虛弱冷熱不調臟腑受寒下痢赤白或便膿血
有如魚腦裏急後重臍腹疞痛日夜無度胷膈脹滿全不思食
脫肛墜下並皆治之
人參　當歸　白朮　肉桂　甘草各四分　肉荳蔻麪煨
白芍藥　木香　訶子去核　罌粟殼蜜炙一錢二分去蒂

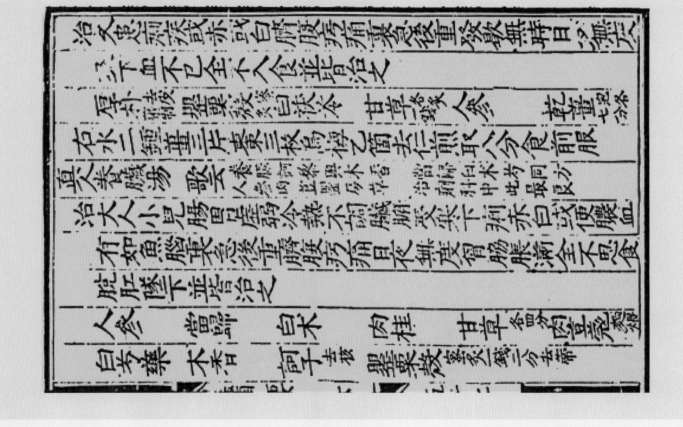

右水二鍾薑三片棗一枚煎取八分食前温服

霍亂門

霍亂論

霍亂之候揮霍變亂起於倉卒多因內有所積外有所感或俠食傷寒陰陽乖隔上吐下利而燥擾痛悶是其候也偏陽則多熱偏陰則多寒此證惟夏秋令居多皆由觸冒暑濕二氣或因夫生冷瓜菓所傷故令肚腹疼痛上攻心胃故先利而後吐或先吐而後利吐利既作五臟俱損脾胃之氣衰敝切莫輙與穀食若吐瀉不徹猶當吐提其氣極是良法其有乾霍亂者上不得吐下不得利所傷之物擁悶正氣心腹脹滿頃刻之間多致

隔絕有濕霍亂者蓋以所傷之物或曰吐利而盡泄出則止故死者少也治之惟在温燥更詳別三因以調之若夫傷寒霍亂轉筋身熱者亦由脾胃多受濕熱中焦氣滯或因冷飲或傷冷水或感温氣冷熱不調水火相干陰陽相搏上下相離榮衛不能相維故轉筋攣痛經絡亂行暴熱吐瀉中焦胃氣所主也或曰熱無吐瀉止是停寒者誤也但寒者脉沉細而遲熱者脉實大而數又有內因損氣亡液過多則脉亦能實數而反遲緩雖爾亦為熱也惟脉浮洪者可治微而遲氣少不語者為難治文曰霍亂主乎陽明陽明者胃大腸也陽明為水穀氣血之海主潤宗筋既損則宗筋失養故令轉筋入腹也

訶子散　歌云訶子散中甘草陳　茯苓草菓酒神麯　乾姜厚朴最為神　霍亂交侵此最珍

治脾冷痛霍亂吐利如神

訶子　茯苓　草菓　神麯　厚朴　乾良薑

陳皮　甘草

右各等分水二鍾薑三片煎取八分食遠熱服

七氣湯　歌云七氣名湯芍藥參　更加厚朴并官桂　陳皮半夏紫蘇苓　霍亂之危即可寧

治七氣鬱結五臟互相形尅陰陽不和揮霍亂吐利交作

厚朴薑制　茯苓　陳皮各錢　人參五分　桂心　半夏薑制

白芍藥　紫蘇葉

右水二鍾姜七片棗一枚煎取八分空心熱服

四逆湯　歌云：四逆湯中附子歸，細辛芍藥并薑草，桂心通草與茱萸，霍亂將危亦可醫。

治七氣發鬱致藏氣刑尅陰陽反乖痞滿噎塞

當歸　附子　桂心　通草　茱萸　甘草

細辛　芍藥　乾薑

右等分水二鍾薑五片煎取八分去滓熱服

漿水散　歌云：漿水散中加半夏，更同甘草良薑劑，乾薑附子桂非常，漿水煎成服見康。

治暴泄如水周身汗出盡冷脉弱不能語言甚者加吐

半夏　乾薑　附子　桂心　良薑　甘草

右漿水二鍾薑五片煎取八分温服

泄瀉門

泄瀉論

臟腑泄瀉其証多種有飧泄溏泄洞泄濡泄溢泄水穀注下要皆主乎脾胃冷熱相雜兼以風濕乘其脾土不能健運水穀或外感風寒暑濕或內傷生冷酒食或七情內鬱而致然也經云春傷於風夏必飧泄蓋春傷肝木自旺不能受邪而反移氣尅於脾土脾旣受尅不能運化因成積滯至夏復感發動則爲飧泄又云濕勝則濡泄寒甚則爲泄暑熱盛之亦爲泄至於七情感動藏氣不平亦致溏泄凡此泄瀉色白小便澄澈寒也知有黃紅紫黑而小便赤澁熱也是知寒少熱多寒則不能久也若太陰經受濕而爲泄虛滑身重微滿不知穀味久則防變而爲膿血脾經傳腎謂之賊邪若先利而後滑謂之

微邪此皆脾土受濕之所爲也有厥陰經下利不止手足厥逆涕唾膿血此有表邪縮於內當瀉表邪而愈如寒氣在腹攻刺作痛洞下清水腹内雷鳴米飲不化者寒而泄也糞色赤黃肛門焦痛糞出穀道猶如湯澆煩渴小便不利者以熱而泄也有因飲食過多致傷脾氣遂成泄瀉其人必噫氣如敗卵臭有因脾氣久虛不受飲食食畢即腸鳴腹急盡下所食物方纔寬快此其病形各異而治法在於寒則溫之風則散之熱則清之溫則分利之先理中焦分利水穀然後用以斷下惟飲食停滯直須消利不可補虛濕勝而不溫散風邪邪得補而愈盛爲痢爲脹不可過矣又云水腹不滿者是濕飲食入胃不住或完穀不

化者是氣虛腹痛瀉水腸鳴痛一陣瀉一陣是火或瀉時或不
瀉或多或少是痰腹痛甚而瀉後痛減者食積也

實腸散　歌云實腸散用草砂仁　訶子茯苓并蒼朮　肉荳果香厚朴陳　隨宜療瀉效如神

治脾受濕不欲飲食飧泄大便溏利不實

甘草　砂仁　肉荳蔻　木香　厚朴　陳皮

訶子　茯苓　蒼朮各等分

右水二鍾薑三片煎取八分食遠溫服

正氣衛生湯　歌云正氣衛生加草陳　茯苓半夏同蒼朮　藿香厚朴與芎辛　泄瀉名湯此最珍

治濕熱氣虛困弱腹脹惡心食少久瀉

陳皮　甘草　藿香　厚朴　川芎　茯苓

半夏　蒼朮

右水二鍾薑三片煎取七分食遠溫服

桂苓甘露飲　歌云　桂苓甘露飲　寒水同術澤　滑石與山精　暑傷效至靈

治五心熱口渴小水不利泄瀉

官桂　茯苓　滑石　白朮　寒水石　猪苓　澤瀉

右水二鍾煎取七分空心服

經驗治中湯　歌云　經驗治中薑白朮　陳皮之內淨青皮　砂仁芍藥并神麴　甘草人參劑必奇

治脾胃不足飲食不節腸鳴腹痛泄瀉注下

乾薑炒　白朮　淨青皮　陳皮　砂仁各二兩　人參半兩

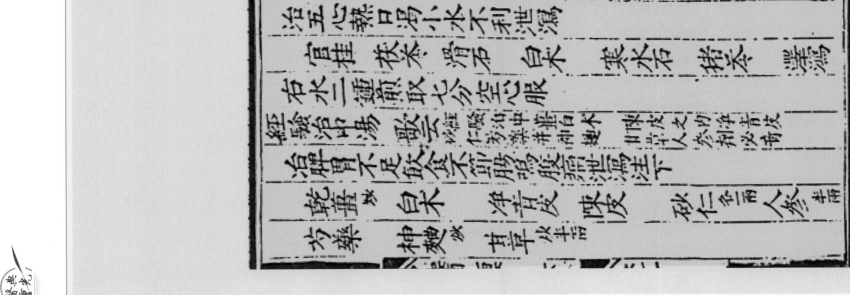

芍藥　神麴炒　甘草炒半兩

右水二鍾薑三片棗二枚煎取八分温服

黄芪補胃湯 歌云 黄芪補胃用柴胡 訶子人參并肉蔻 白术陳皮益智子 茯苓神麯草相扶

治一日大便三五次溏而不多有時泄瀉腹中鳴

黄芪 柴胡 人參 白术 陳皮 益智

甘草 白茯苓 肉豆蔻 訶子肉 神麯炒

右等分水二鍾薑三片煎取八分食遠温服

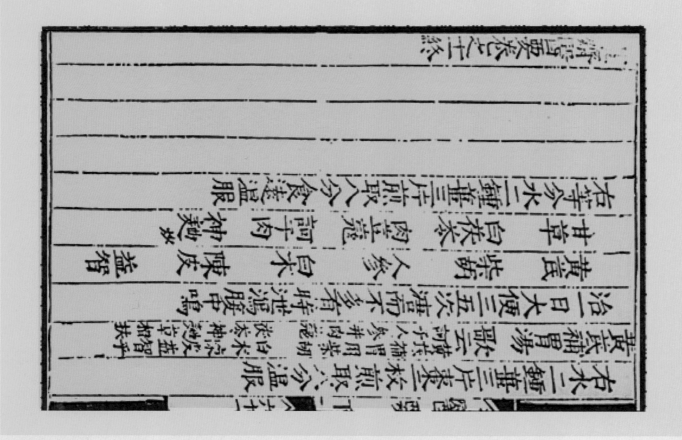

蓋齋醫要卷之十一終

新安家傳醫門要卷之十二

水腫門

水腫論

人之所以為生水與穀而已水則腎主之土穀則脾主之惟腎虛不能行水惟脾虛不能制水胃與脾合氣胃為水穀之海又因虛而不能傳化焉故腎水泛溢反得以浸漬脾土於是三焦停滯經絡壅塞水滲於皮膚注於肌肉而四肢身面俱腫矣又謂經曰諸濕腫滿皆屬於脾諸腹脹大皆屬於熱故水腫者濕熱之氣非特脾虛不能制水也其狀目胞上下微起肢體重着咳喘怔忡股間清冷小便澁黄皮薄而光手按成窟舉手即滿

皆是也有熱者水氣在表無熱者水氣在裏陽病水兼陽証者脉必浮數陰病水兼陰証者脉必沉遲若遍身腫煩渴小便赤澁大便閉此屬陽水遍身腫不煩渴大便溏小便少不赤澁此屬陰水大凡水腫先起於腹而後散四肢者可治先起於四肢而後歸於腹者不治大便滑泄與夫唇黒缺盆平臍突足平背平或肉硬或手掌平又或男從脚下腫而上女從身上腫而下並皆不治仲景曰腰以下腫宜利小便腰上腫宜發汗此其要略也大法宜清心經之火大補脾土全運化之職肺氣下降滲道開通敗濁之氣其稍清者復回而為氣為血為津液其敗濁之甚者在上為汗在下為溺以漸而消而腫自平復矣更看所挾

加減必須補中行濕利小便者腹脹少佐以厚朴氣不運加木香木通氣若下陷加升提之藥能使大便潤而小便長有熱當清肺金隨病加減無有不安今人但知治濕當利小便之説執此一途用諸去水之藥往往多致不救又用導水舟車神祐等丸大下之此速死之兆蓋脾極虛而敗愈下愈虛雖劫效目前而陰損正氣然病亦不旋踵而至如水氣在裏若可下者又當權其輕重不可過用猛烈之劑一發不收吾恐浚決者易固閉者難水氣復來而無以治之也又有所謂風腫者皮麤麻木不仁走注疼痛氣腫者皮厚四肢瘦削腹脇脹膨其皮間有紅縷赤痕者此血腫也婦人懷孕亦有氣遏水道而虛腫者此但順

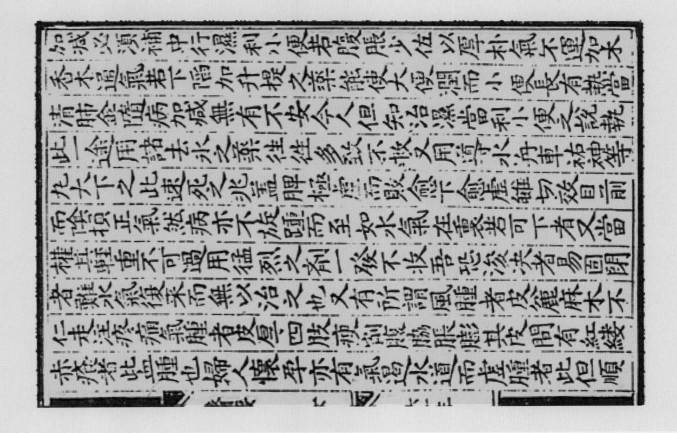

氣要脾飲食無阻既瘥而腫自消也更推及之

實脾散　歌云實脾散內草蔻瓜附子乾姜草菓加厚朴陳皮并白术王薑一枣腫無瑕

治陰水發腫用此先實脾土

厚朴姜制　白术　木瓜　木香　草菓仁　大伏子

附子炮　白茯苓　乾薑炮　甘草炙

右水二鍾薑三片棗一枚煎取八分去滓服無時

五皮散　歌云地骨茯苓薑五加大腹良數皮同作散祛腫效非常

治風溼客冷脾經氣血凝滯以致面目虛浮四肢腫滿心腹膨脹

・上氣喘急兼治皮水妊娠胎水

五加皮　地骨皮　大腹皮　茯苓皮　生薑皮各等分

右水二鍾煎八分用白滚湯磨沉香木香各加一呷熱服無時

木香分氣湯 歌云 木香分氣用檳榔 蘇子瓜心幷枳殼 赤茯猪苓澤夏良 消中腫脹即時康

治一切氣逆心胸滿悶腹脇脹急咳嗽冷痰氣不升降

木香 檳榔 赤茯苓 猪苓 澤瀉 半夏 紫蘇子 枳殼

右等分水二鍾薑三片煎取八分去滓温服

索矩三和湯 歌云 索矩三和湯有功 海金砂與生姜草 紫蘇厚朴幷木通 治腫寬中不可窮

治遍身虚腫腹脹氣急小水不利等病

木通 厚朴 陳皮 海金砂 甘草

右等分水二鍾姜三片煎取八分去滓温服

積聚門

積聚論

五積生於五臟之陰氣其始發有常處其痛不離其部六聚成於六腑之陽氣其始發無根本上下無所留止其痛無常處皆由陰陽不和臟腑虛弱風邪搏之憂怒乘之傷五臟逆四時乃留結而為積聚矣七癥者癥聚成塊八瘕者假物成形在中者為痰飲在右者為食積在左者為血塊氣不能作塊成聚塊乃有形之物也痰與食積死血而成者也癥傷食瘕傷血痞傷氣癖傷精其七情所傷勝復傳克不行遂傷本臟肝積曰肥氣必左脇下如杯似有頭足色青兩脇下痛牽引小腹足寒轉筋男為積疝女為瘕聚也　心積曰伏梁必起於臍上大如臂

上至心下以梁上之横架腹熱面赤咽乾心煩色赤甚則吐血
食少也脾積曰痞氣必留於胃脘痞塞不通色黄病饑則減飽
則見腹滿嘔泄足腫肉消久則四肢不收也肺積曰息賁必或
息或賁右脇下如杯喘息氣逆背痛少氣喜忘目瞑皮寒時痛
如虫緣鍼刺氣不干胃能食也腎積曰奔豚必發於小腹上至
心下上下無時如豚走色黑饑則見飽則減小腹裏急腰痛口
乾目昏冷久則骨痿少氣也又以婦人寒氣客於子門子門閉
則必氣塞不通血壅不流而衃以上之結硬如石是名曰石瘕
可導而下又曰婦人有堁多是血塊大抵治積或以所惡者攻
之或以所喜者誘之則易愈須是認得是何積聚而用藥宜各

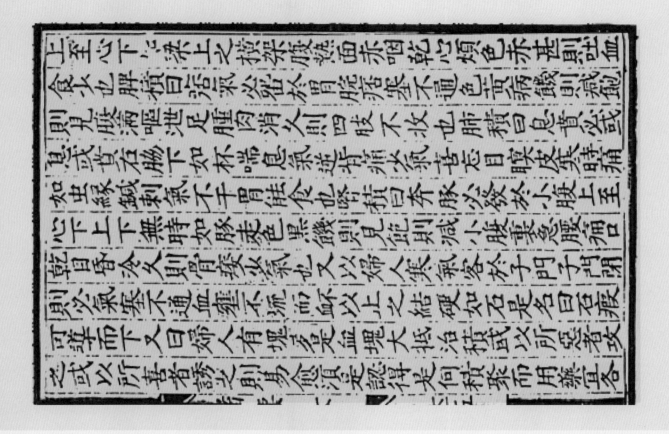

從其類然亦要看元氣虛實或次取峻削或養正而今其真氣實胃氣強使積自消可也而丹溪又有曰凡積病不可用下徒損真氣病亦不去當用降火消積之藥使之融化則根自除矣蓋痰亦為積也癥則腹中堅硬不能移動者是也瘕則雖成形而聚散上下之無常者是也此亦不可不辯

大七氣湯　歌云指迷七氣見名方　常桂青皮陳益智　蓬术三稜杏藿香　更加香附草生薑

治積聚狀如癥瘕隨氣上下心後疼痛上氣窒塞小腹脹大小便不利

三稜　莪术　青皮　陳皮　藿香　桔梗

肉桂　益智仁　甘草　香附子炒

右各等分水二鍾生薑三片煎取八分溫服

三稜湯　歌云湯曰三稜用木香更加白朮生姜根當歸蓬朮及檳榔積聚消除体便康

治癥瘕痃癖積聚不散堅滿痞膈食不下腹脹

三稜　木香　當歸　蓬朮　檳榔　白朮

右各等分水二鍾生薑三片煎取八分温服

廣茂潰堅湯　歌云廣茂潰堅芩草歸紅花益智青柴朴升連夏麹澤陳皮導益柴黃性所宜

治腫脹癥浮痞膈

升麻　黃連　半夏　神麹　澤瀉　陳皮

甘草　紅花　益智　青皮　柴胡　厚朴　草蔻　茱萸

右各等分水二鍾生薑三片煎取八分温服

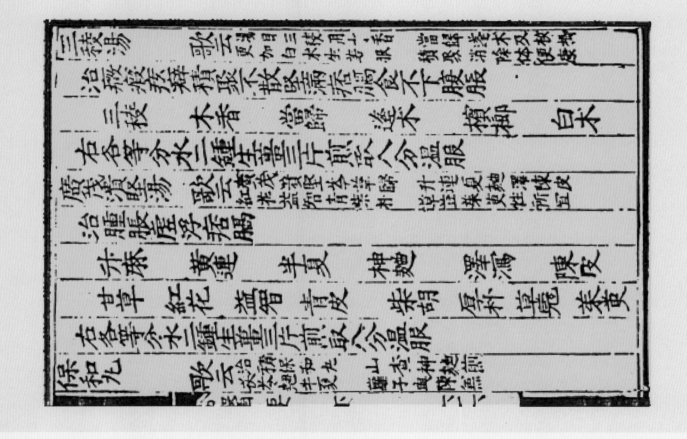

保和丸　歌云治積保和丸茯苓麹半夏山查神麹煎蘿子與陳煎

治食積腸胃脹悶疼痛

山查二兩 神麯二兩 半夏 茯苓各一兩 陳皮 連翹 蘿蔔子各五錢

右為細末神麯打糊為丸如梧桐子大每服三十丸食遠白湯送下

痰飲門

痰飲論

人之有痰飲者由其榮衛不清氣血濁敗凝結而成內則七情汩亂藏氣不行鬱而生涎涎結為痰外則六淫侵冒玄府不平當汗不泄蓄而為痰隨氣上浮客於肺經因嗽而發使人能順平氣道則津液流通決無痰飲之患然痰本一証也古人有曰風痰熱痰寒痰濕痰氣痰酒痰食痰者皆觀病之形狀而定名

也盖風痰者形寒飲冷熱痰者火盛制金寒痰者感冒寒凉濕痰者停飲不散氣痰者因事逆意酒痰食痰者飲食過傷所致此皆素挹痰氣因其所感而作非别有此數種之痰也况其内外為病百般皆痰所致或頭風眩目暈耳鳴或口眼蠕動眉稜耳輪俱痒或痛或四肢游風腫硬而似疼非疼或為齒頰痒痛牙齒浮而痛痒不或噫氣吞酸心下嘈雜或痛或噦或咽嗌不利咯之不出嚥之不下其痰似墨有如破絮桃膠蜆肉之状或心下如停氷鐵心氣冷或夢寐奇怪之状或足腕酸軟腰腎筋骨卒痛或四肢筋骨疼痛難名乃至手麻臂疼状若風濕或渾身習習如臥芒刺者或眼粘濕痒口糜舌爛喉痺等証或遶項

結核状若瘰癧或胷腹間如有二氣交紐噎塞煩悶有如烟火
上衝頭面烘熱或為失忘顛狂或中風癱瘓或勞瘵荏苒之疾
或風毒脚氣或心下怔忡或咳嗽嘔吐或嘔冷涎綠水黑汁甚
為肺癰腸毒便膿攣跛其狀不同難以盡述然固有因所傷而
生痰者則諸病皆生於痰蓋津液既凝為痰不復周潤三焦遂
致變生諸証治痰者固以順氣降痰為先若此元有積痰其氣
因痰而結滞者又須逐去痰結則滞氣自行而痰飲運下矣又有
因熱而生痰者有因痰而生熱者痰之清白者為寒黄而濁者為
熱而其清濁之分又在於病之久新也熱者清之食積者必用攻
之若痰成塊咯吐不出兼氣鬱氣實而痰熱者至難治也又有

謂痰証雖多一皆水濕所爲在左脇者同肥氣在右脇者同息賁入肺則多嗽入大腸則爲瀉入腎則爲湧水在太陽則爲支節皆由氣逆而得之故在上則面浮在下則府腫在中者支滿痞膈痰逆在陽不去者久則化氣在陰不去者久則成形以故用吐汗下之三法而以温熱之劑爲非者蓋謂飲無補法必當去水故也然亦有挾寒挾虛之証不可不論夫久痰凝結膠固不通狀若寒凝不用温藥引導必有拒格之患況有風寒外束痰氣內欝者不用温散亦何以開欝行滯也又有氣血虧乏之人痰客中焦閉塞清道以致四肢百骸發爲諸病理宜導去痰滯必當補接兼行又難拘於上之三法也又有言人身無倒上

之痰天下無逆流之水此亦未然夫水性潤下搏而躍之則可使過顙痰性順下被火泛上亦可至巔此固理勢之必然者而亦拘於逆流之說邪

四七湯　歌云四七湯中甘草夏　陳皮香附紫蘇苓　更加厚朴生薑棗　痰飲投之即自寧

治七情氣鬱結聚痰涎壯如破絮或如梅核在咽喉間咯不出嚥不下痞滿痰塞上喘

茯苓　陳皮　香附　紫蘇　厚朴　甘草　半夏

右各等分水二鍾生薑七片棗一枚煎取八分服無時

人參潤肺湯　歌云人參潤肺葛乾薑　桔梗山精白芷香　甘草麻黃葱白輔　消痰治喘效非常

治痰涎壅盛頭目不清咳嗽氣喘聲重惡寒

人參 甘菊 桔梗 山精 乾薑 白芷
香附 甘草 麻黄
右等分水二鍾薑三片葱白二箇煎取七分温服
濟生導痰湯 歌云 济生半夏胆南星 枳實陳皮赤茯苓 甘草青皮兼貝母 二匙竹瀝導痰清
治痰涎壅盛或胸膈留飲痞塞不通
半夏湯泡 膽南星 陳皮去白 枳實麩炒 赤茯苓 甘草炙
貝母 青皮 竹瀝二匙
右等分水二鍾薑五片煎取八分食後温服
簡易分涎湯 歌云 簡易分涎夏淨陳 次將枳實胆南星 羅參桔梗并香附 白术還須赤茯苓
治風痰留滞痓塞胸膈喘滿惡心涎唾不利頭目昏眩

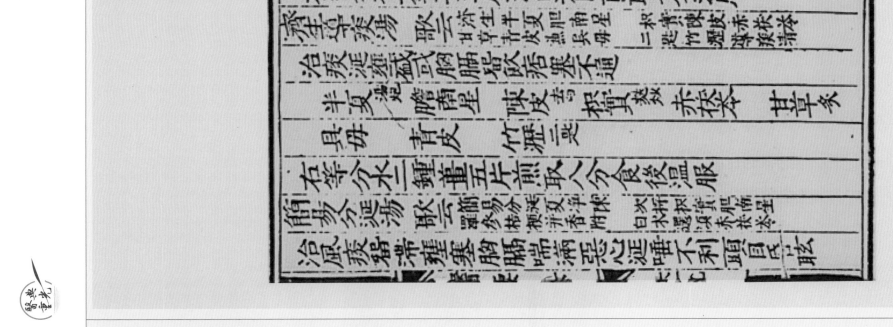

净陳皮　羅参　半夏薑製　枳實　桔梗　牛膽南星

赤茯苓　白朮　香附子

右等分水二鍾薑五片煎取七分食後服

新法半夏湯歌云（新法砂仁神麯　净陳草菓丁香　白荳甘草生炙　半夏製之以薑）

治脾胃虚弱痰飲停滯嘔逆酸水腹脇脹滿頭旋惡心不思飲食

砂仁　神麯炒　草菓仁　净陳皮各一兩　白荳仁　丁香各半兩

半夏薑製四兩　甘草生炙各乙兩

右爲細末每服二錢先以生薑自然汁調成膏炒鹽湯調熱服

茯砂化痰丸歌云（茯砂化痰先白礬　半夏湯泡片胆南　枳實陳皮赤茯共　服之志定神亦安）

治風化痰安神定志利咽膈清頭目胸膈痞塞

白礬枯　膽南星　半夏湯泡　枳實　赤茯苓

陳皮去白各二兩　辰砂五錢別研

右爲末生薑汁糊爲丸如桐子大辰砂爲衣每服五十丸薑湯下

清氣化痰丸　歌云　膽星清氣化痰丸　半夏菰蔞赤茯先　甘草杏仁陳去白　黃芩枳實又黃連

治涎化痰止咳定嗽清膈上熱能祛諸痰不可盡述

半夏薑製　陳皮去白　赤茯苓　瓜蔞實　黃芩　黃連

枳實　膽南星　杏仁各五兩　甘草一兩

右爲細末薑汁并湯糊爲丸如桐子大每服八十丸淡薑湯送下

本事化痰丸　歌云　本事化痰先半夏　前胡桔梗及人參　草同白朮并香附　枳實熱之白茯苓

治停痰宿飲

半夏　人參　白茯苓　白术　桔梗各二兩　枳實
香附子　前胡　甘草各一兩
右爲細末，薑汁湯糊爲丸，桐子大，每服六十丸，薑湯食後調下。
人參荊芥散　歌云：人參荊芥木通陳，更入杏仁成散服，桔梗麻黃夏細辛，咽喉痺塞自無因。
治風痰壅盛，咳嗽，胷膈不利。
人參　荊芥　木通　陳皮　桔梗　麻黄
半夏　細辛　杏仁
右等分，水二鍾，薑三片，食遠温服。
蓋齋醫要卷之十二終

藎齋醫要卷之十三

咳嗽門

咳嗽論

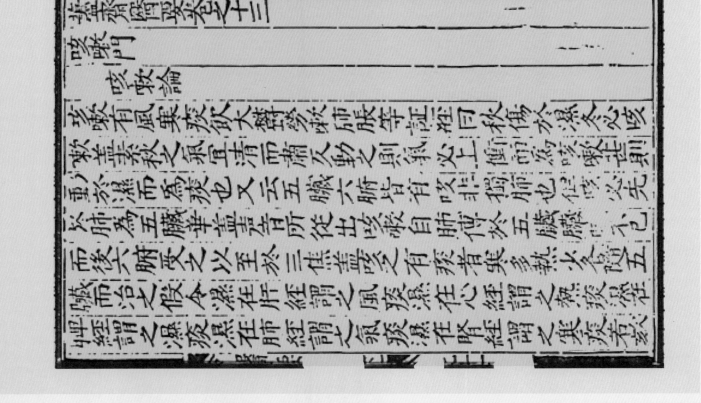

咳嗽有風寒痰飲火鬱勞嗽肺脹等證經曰秋傷於濕冬必咳嗽蓋素秋之氣宜清而肅反動之則氣必上衝而爲咳嗽甚則動於濕而爲痰也又云五臟六腑皆有咳非獨肺也但咳必先於肺爲五臟華蓋聲音所從出咳嗽自肺傳於五臟臟[illegible]不已而後六腑受之以至於三焦蓋咳之有痰者寒多熱少各隨五臟而治之假令濕在肝經謂之風痰濕在心經謂之熱痰濕在脾經謂之濕痰濕在肺經謂之氣痰濕在腎經謂之寒痰若欬

而無痰者此係火欝之証本肺氣傷而不清欬久則痰欝於中不已則必成勞亦有痰中無血者或帶血絲者燥熱血少者皆當取其化源故曰滋陰降火如上半日欬者屬胃中有火午後嗽者屬陰虛黃昏嗽者是火氣浮於肺五更嗽多者此胃中有食積至此時滞肺氣不利春是春升之氣或外感夏是火炎上最重秋是濕熱傷肺冬是風寒外来也傷風欬者增寒壮熱自汗煩燥傷寒欬者增寒發熱無汗惡寒傷暑欬者煩熱引飲唾涎咯血此屬五臟若夫六府受之者則欬而發作寒熱引腰背痛此因房勞傷腎中滿腹脹痛不欲食此因饑飽傷脾或欬而左脇偏疼火腹弁痛此因疲極傷肝或吐白涎口燥聲嘶此因

呼吐傷肺或欬而煩熱自汗咽喉咯血此因勞神傷心嚴氏云
欬嗽始關於肺終則聚於胃使人多涕唾而面浮腫氣逆也治
法當審三因若外因邪氣止當發散又須原其虛實冷熱若內
因七情則隨其部經所在與氣口脉相應浮緊爲虛寒沉數爲
實熱弦濇爲火血洪滑爲多痰當以順氣爲先下痰次之有停飲
而咳又須消化之功不可用澁酸之劑其寒邪未除亦不可即用補藥
尤忌憂思過度房室勞傷遂成瘵疾宜養脾生肺可也又有嗽
而肺脹壅遏不得眠者難治若欬久肺痿聲啞聲嘶咯血唾涎
又爲肺痿專主養肺氣養血清金又有口中辟辟燥欬即胸中
隱痛此爲肺癰也更宜識治

華盖散　歌云華盖陳皮草，赤苓并杏子，桑麻蘇子仁，痰嗽效如神。

治感寒而嗽胸滿聲急痰喘

陳皮　甘草　杏仁　麻黄　蘇子仁　桑白皮　赤茯苓

右等分水二鍾煎取八分食遠温服

蘇陳九寶飲　歌云九寶陳皮與腹皮，麻黄草米并桑白，紫蘇官桂薄烏梅，治嗽消痰功最奇。

治欬嗽不能歇及腸脹氣急

陳皮　大腹皮　紫蘇　官桂　薄荷　烏梅

麻黄　草菓　桑白皮

右等分水二鍾煎取八分食後温服

欵冬散　歌云欵冬花散用麻黄，知母杏仁并貝母，半夏阿膠草二桑，消痰止嗽效非常。

止嗽祛痰散風熱

款冬花　麻黄　半夏　阿膠　甘草　二桑葉

知母　杏仁　貝母

右等分水二鍾薑三片煎取八分食遠服

人參清肺湯　歌云　人參清肺阿膠草　桑白烏梅地骨皮　知母杏仁罌粟殼　肺虛喘嗽服相宜

治肺胃虛寒咳嗽喘急留胃膈噎悶腹脇脹滿及療肺痿勞嗽唾血腥臭乾嘔煩熱聲音不出消瘦減食

地骨皮　人參　阿膠麸炒　知母　杏仁去皮尖炒　桑白皮

烏梅去核　甘草炙　罌粟殼去蒂蜜炙各等分

右水二鍾棗一枚煎取八分食後服

平肺湯　歌云平肺湯中桔草梅　紫蘇桑杏苛知母　罌房紫菀夏陳皮　五味同煎喘服宜

治胸膈噎悶氣喘咳不出聲

桔梗　甘草　烏梅　罌房　紫菀　半夏

陳皮　紫蘇　桑白皮　杏仁　薄荷　知母

右等分水二鍾薑三片煎取八分食遠服

瀉白湯　歌云瀉白苽蔞草　夏桑皮地骨　升麻桔杏仁　治嗽即除根

治咳有痰氣喘不已

苽蔞　甘草　升麻　桔梗　杏仁　半夏　桑白皮　地骨皮

右等分水二鍾薑三片煎取八分食遠服

分氣紫蘇飲　歌云分氣紫蘇飲治喘　更加五味陳甘草　桔桑草菓腹皮苓　煎服須臾氣自平

治喘急胸膈脹滿肺氣不清

紫蘇　桔梗　桑白皮　草菓　大腹皮　茯苓

五味子　陳皮　甘草

右等分水二鍾煎取八分食遠温服

紫蘇子湯　歌云蘇子湯中加枳實山精大腹并甘草呆香草菓朴人參薑棗加煎喘可禁

治喘咳勞傷肺氣煩熱虗瘦

蘇子　枳實　呆香　草果　厚朴　人參

山精　大腹皮　甘草

右等分水二鍾薑三片棗一枚煎取八分食遠服

杏蘇散　歌云杏蘇散入草麻黃桔梗陳皮同五味紫菀烏梅大腹桑百淨咳嗽卽時康

治咳嗽面虛浮氣逆

杏仁　紫蘇　甘草　麻黄　紫菀　烏梅

大腹皮　桑皮　桔梗　陳皮　五味子

右等分水二鍾煎取八分食遠服

反胃門

反胃論

胃為水穀之海脾為消化之器脾胃清和則健而運行不能受其病也或七情傷乎脾胃而傳化失常痰氣鬱於腸脘而血液乾枯遂致飲食不下縱下而復反也病名曰反胃以其為病在咽在膈故前人又並膈噎二者之名内經曰三陽結謂之膈三陽大小腸膀胱也小

腸熱結則血脈燥大腸熱結則後不圊膀胱熱結則津液涸三者俱
結則前後閉澀下既不通必反上行所以噎食不下而復出也故經
曰少陽所至為嘔涌溢食不下此理明矣夫病機治吐有三氣積寒
也上焦吐者皆從於氣其証食已暴吐渴欲飲水大便燥結氣上衝
胃發痛治當降氣和中中焦吐者皆從於積食與氣相假為積而痛
其証或先吐而後痛或先痛而後吐治當去積氣行其氣下焦吐者皆從
於寒其証朝食暮吐暮食朝吐小便清大便秘而不通治當通其閉塞溫
其寒氣不令大便秘結而自愈此所謂寒熱皆以吐療久而分不得
專以上焦為熱下焦為寒也人之溢食初未必遽然也多因世人不
察病因以涼藥治嘔吐諸氣遂用辛熱之藥偏助邪氣血沸騰其始也胃

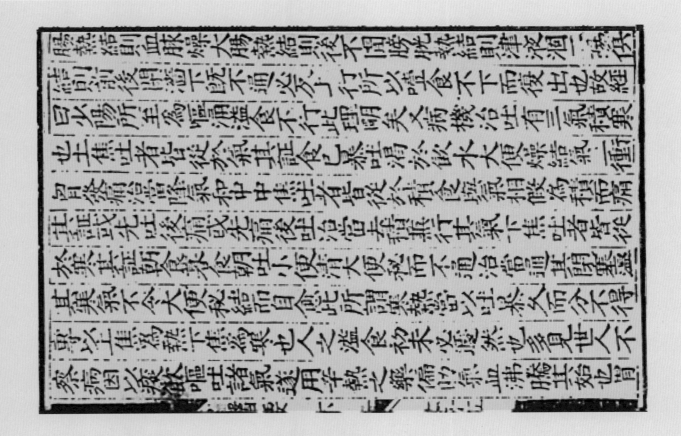

液凝聚其久也胃氣耗敗傳化漸遲又以烏附丹劑服之積久血液
俱耗胃脘乾槁其槁在上近咽之下水飲可行食物難入間或可入
入亦不多名之曰噎其槁在下與胃爲近食雖可入難盡寒邪行滯
爲甚於飲食痰積拂鬱七情之火益熾脾胃之陰愈耗藥助病
邪而日以深痼也夫人之治此病者咽嗌閉塞胸膈痞悶似屬氣滯
然有服耗氣藥過多中氣不運而致者當補氣而自運大便燥結如
羊矢似屬血熱然有服通利藥過多致血液耗竭而愈結者當補血
潤血而自行有因火逆衝上食不得入其脈洪大有力而數者或痰
飲阻滯而脈結澀者當清痰泄熱其火自降有因脾胃陽火亦衰其
脉沉細而微者當以辛香之藥溫其氣仍以益陰養胃爲之主非如

局方之挫務燥烈也有因血虚者其脉數而無力當以四物爲君
因氣虚者其脉緩而無力當以四君子爲主氣血俱虚者則以中多
沫沫至大出者必發及不守戒忌恣食厚味房勞之人與夫年高無血者
皆在不治又有言語衰食因情志不快以鬱人家務居自守氣不能升
鬱悶而生痰以致胃脘痞塞飲食難進呃吐吞酸痰涎湧溢胃與大腸
血枯燥結大腸不通名曰關治以小毒厚朴丸潤腸湯主之久而形
體枯槁大便如羊矢者亦皆不治也

五膈寬中湯　歌云五膈寬中用木香白荳丁香砂炙草　青陳附子朴茯良皆中氣膈即時痊

治七情四氣傷于脾胃以致陰陽痞滿停痰氣逆遂成五膈之病

木香　青皮　陳皮　附子　厚朴　白荳蔻

丁香　宿砂　甘草

右等分水二鍾煎取八分温服

膈氣散　歌云膈氣散中青桂草　蓬莪益智陳皮殼　三稜薑朴木香榔　肉荳生薑棗共方

治胸膈痞滿停痰氣逆肠脹惡心

青皮　官桂　甘草　三稜　乾薑　厚朴　木香　檳榔

蓬朮　莪朮　益智　陳皮　枳殼　肉荳蔻

右等分水二鍾生薑三片棗一枚煎取八分温服

和中湯　歌云和中湯內夏陳皮　甘草木香加白朮　厚朴檳榔枳實宜　胷中通膈不斜時

治胸膈結聚不能通暢以致惡心

半夏　陳皮　厚朴　檳榔　枳實　甘草　木香　白朮

右等分水二鍾薑三片煎取八分溫服

五膈散　歌云五膈乾薑夏草丁木香白朮地南星更加伏子青皮殼蓽荳生薑麥月宗

治五膈胸痞悶諸結聚肋脇脹滿痰逆惡心

半夏　乾薑　甘草　丁香　木香　白朮　神麯

南星　大伏子　青皮　枳殼　蓽荳蔻　麥牙

右等分水二鍾薑三片煎取八分溫服無時

吐酸門

一　吐酸論

夫酸者木肝之味也由火勝制金不能平木則肝木自甚故爲酸也如飲食熱則易於酸矣是以肝熱則口酸也又有以爲酸味者然氣

也西方肺金旺也寒乃金之子子能令母實故用大酸熱之劑瀉其子以辛熱爲之佐而瀉肺之實則自安矣是吐酸一証以爲有寒熱不同者蓋吐酸是吐出酸水如醋平時津液隨上升之氣鬱積而久濕中生熱故從火化遂作酸味非熱而何其有鬱積之久不能自涌而出伏於肺胃之間咯不得上嚥不得下肌表得風寒則內熱愈鬱而酸味刺心肌表温暖腠理開發或得香熱湯丸津液得行亦可暫解非寒而何蓋熱言其本也寒言其末也以病機言之則屬於熱以臟腑論之則脾胃受病以內邪言之則痰飲宿食之所爲若濕熱在胃口上飲食入胃被濕熱鬱遏其食不得傳化亦作酸也故治法熱者寒之脾惡濕以苦燥之有痰飲者消之散之分利之有宿食者消

之遊寸之驅逐之因病投藥自無誤矣

藿香安胃散 歌云 藿香安胃散真用參陳剂甘草與丁香煎時又入薑

治吞酸吐酸或宿食不化

藿香 甘草 丁香 人參 陳皮

右等分水二鍾薑三片煎取八分熱服

加味治中湯 歌云 治中加味青陳草紅棗一枚煎熱服白木乾薑藿夏苓體虛胃冷即安寧

治脾胃受寒停滯飲食故作吐酸

藿香 青皮 陳皮 甘草 白朮 乾薑 半夏 茯苓

右等分水二鍾薑三片煎取八分熱服

加減二陳湯 歌云 加減二陳湯茯苓陳國老半夏與丁香熱服用生姜

治痰飲爲患嘔吐頭眩心悸或因食生冷脾胃不和以致吐酸

丁香三錢 半夏 陳皮各五錢 茯苓三錢 甘草一錢半

右㕮咀爲一貼水二鍾生薑五片煎八分食後熱服

三因麯末丸 醫云 三因麯末出名方 神曲陳皮再用蒼 更加曲糊爲丸子 服之吐水即時良

治中脘宿食留飲酸蜇心痛口吐清水

神曲炒三錢 蒼术米泔水浸三宿乾炒一錢五分 陳皮一錢

右爲末生姜汁別煑神曲糊爲丸如桐子大每服

七十丸姜湯食後送下

蓋齋醫要卷之十三終

普濟醫要卷之十四

怔忡門

怔忡論

怔忡者即悸也心血不足所致蓋心主血血富富則心君安多由汲汲富貴戚戚貧賤思慮過甚情志不遂其血虛耗氣鬱痰聚漸爲恐怖爲驚惧爲狂妄經云損其心者益其榮法當寧心補血降火化痰則心君有輔矣或冒六淫閉塞諸經令人怔忡此乃外邪非因心病况五飲停蓄堙塞中脘亦令怔忡又有傷寒怔忡者其由有氣虛者陽氣内弱心下空虛正氣内動也有停飲者水停心下心爲火而惡水水既内停心不自安正氣内

虛邪亂交擊而悸者陰氣虛而悸者又加甚矣或鎮固或化散尤當益其宗血耳

益榮湯 歌云益芪蒂湯人草參歸白芍麦冬升小草 柏子酸仁紫石英木香棗茯神宜

治思慮過度耗傷心血心帝無輔怔忡恍惚忘多不寐

甘草 人參 當歸 柏子仁 酸棗仁 紫石英

黃芪 白芍藥 麥門冬 小草 木香 茯神

右等分水二鍾薑三片棗一枚取八分溫服

歸脾湯 歌云歸脾湯用芪參入木香龍眼肉 白朮人參酸棗宜黃芪茯取神

治思慮過甚致勞心脾怔忡健忘

甘草 茯苓 黃芪 白朮 人參 酸棗仁

木香　龍眼肉　棗薑

右水二鍾煎至八分去滓温服

平補鎮心丸　歌云　酸棗車前五味參　地黄遠志草山藥　茯神天麥桂人參　龍齒朱砂脈復心

治心血不足時或怔忡夜多異夢如墮層崖常服安心腎益

榮衛各等分煉蜜丸如桐子大食遠酒或米飲下五十丸

酸棗仁　車前子　五味子　茯苓　茯神　天麻

麥門冬　桂枝　人參　地黄　遠志　甘草

山藥　龍齒　朱砂

簡易育神散　歌云　簡易參歸柴菀茸　草薑白茯并龍骨　茯神木遠桂防風　赤石脂芍芎用紅

治理心氣不寧怔忡健忘夜夢驚恐如墮險地小便白濁

人参　白术　白茯苓　甘草　當歸酒浸　乾姜炮
白茯神　防風　遠志去心　龍骨別研　紫石英別研　桂心
赤石脂別研　紅芍藥
右各等分水二鍾薑三片棗一枚煎至八分食後服

定心湯　歌云：定心官桂夏參苓，甘草當歸有茯神，遠志黄芪并桔梗，再將龍齒別研成。
理心氣不足怔忡常懷憂慮榮血衰少精神恍惚夢中失精
官桂二兩半　半夏二兩　人参　白茯苓　甘草炙
當歸　龍齒別研　桔梗炒　遠志去心　黄芪蜜炙　茯神半兩
每一兩作一貼水二鍾姜三片棗一枚粳米百粒煎服無時

夢遺門

黄疸論

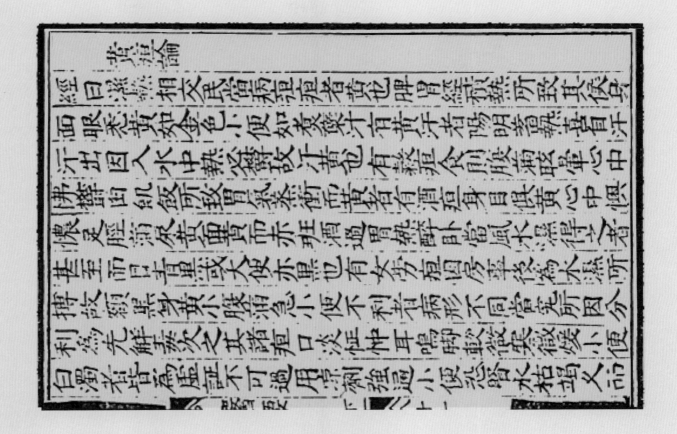

經曰濕熱相交民當病疸疸者黄也脾胃經積熱所致其候身面眼悉黄如金色小便如煮蘗汁有黄汗者陽明蓄熱喜自汗汗出因入水中熱必鬱故汗黄也有穀疸食則腹滿眩暈心中怫鬱由飢飽所致胃氣蒸衝而黄者有酒疸身目俱黄心中懊憹足脛滿尿黄面黄而赤斑酒過胃熱醉卧當風水濕得之者甚至而目青黑或大便亦黑也有女勞疸因房事後爲水濕所搏故額黒身黄小腹滿急小便不利者病形不同當究所因分利爲先解毒次之其諸疸口淡怔忡耳鳴脚軟微寒微熱小便白濁者皆爲虚証不可過用凉劑強通小便恐腎水枯竭久而

面黑黃色及有渴者不治不渴者可治又有傷寒發黃者蓋為內熱已盛復被火者亦發黃也陽明病被火額上汗出而小便不利者必發黃此由內有熱被火而致陽明病無汗小便不利心中懊憹者必發黃此由陽明熱盛所致傷寒發汗已身目為黃此寒濕在裏不解不可下當於寒濕中求之濕家也黃身似薰黃雖黃而色暗不明熱盛而致黃身黃如橘子色甚者染著衣正黃如黃蘗色此濕與熱可辯在此經云治濕不利小便非其法也入脈黃家屬太陰脾土脾經受濕與熱則色見於外若內熱盛而已自汗出小便利則不發黃矣必也頭汗出身無汗小便不利渴引水漿此瘀熱在裏身必發黃若寸口近掌無脈

鼻氣出冷形體如烟薰直視搖頭爲心絶環口黧黑柔汗發黄爲脾絶不治寒濕在裏熱蓄於脾瘀熱與宿谷相薄鬱蒸不消故發黄與瘀血外証及脉相似但小便不利爲黄若小便自利爲瘀血然發黄者心脾蘊積發熱引飲脉必浮滑而緊數若瘀血証即如狂大便必黑爲異

當歸白术湯　歌云　當歸白术入茵蔯　更用茯苓芩夏草　枳實前胡與杏仁　服除黄疸效如神

治酒疸發黄結飲癖在心胷間堅滿骨肉沉重逆害飲食小便赤黄此因内虚飲食生冷脾胃痰結所致其脉弦細

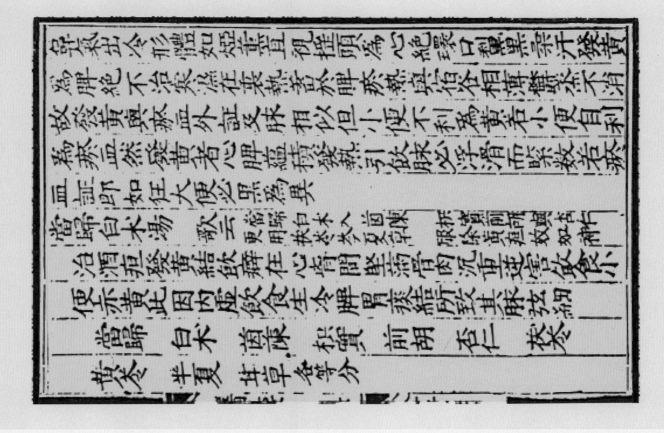

當歸　白术　茵蔯　枳實　前胡　杏仁　茯苓
黄芩　半夏　甘草各等分

右水二鍾生薑三片煎至八分去滓溫服

加減五苓散 歌云 五苓加減用茵陳 酒疸梔之效若神 熱治小便多不利 渴中伏暑服難伸

治傷寒濕伏暑小便不利煩渴發黄

茵陳 猪苓 澤瀉 白朮 蒼朮 山梔

右各等分水二鍾煎至八分去滓溫服

茵陳散 歌云 茵陳散用石膏通 大棗山梔葵草宗 更入五莖葱白服 能令黄疸即潛蹤

治陽明瘀熱在內必發黄便實

茵陳 石膏 大棗 山梔 葵草

右各等分水二鍾葱白五支煎至八分去滓溫服

茯苓滲濕湯 歌云 茯苓滲濕入茵陳 猪澤通梔芩枳宜 白朮茵蔯青朴已 疸黄能服自將除

治黃疸症發熱嘔吐而渴欲飲冷身體面目黃小便不利不得卧不思飲食

茯苓　蒼朮　陳皮　猪苓　澤瀉　黃連　梔子

黃芩　枳實　白朮　茵陳　青皮　防巴

右各等分水二鍾煎至八分去滓温服

茵陳茯苓湯　歌云　茵陳茯苓入桂枝黃疸病人詔服此　滑石猪苓歸所宜薰蒸消散效為奇

治發黃脉沉細数四肢冷小便澁煩燥而渴

茵陳　茯苓　桂枝　滑石　猪苓　當歸

右各等分水二鍾煎至八分去滓温服

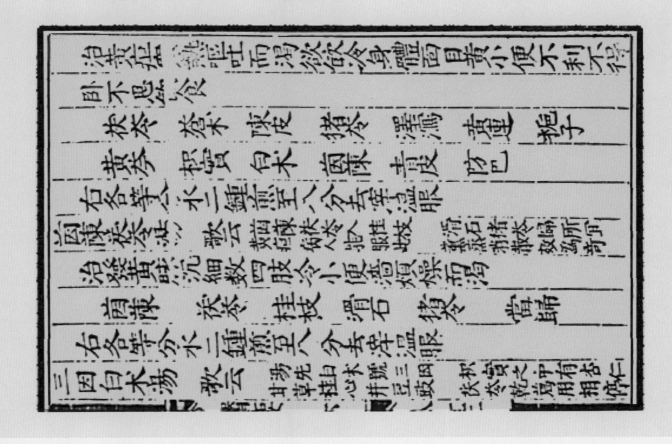

三因白朮湯　歌云　湯先白朮號三因甘草桂心并豆豉　枳實之中有杏仁茯苓乾葛用相停

治酒疸因下後變成黑疸目青面黑心中如啖韭虀狀大便黑皮膚不仁其脈微而数

白术　枳實　豆豉　干葛　杏仁　甘草　桂心

白茯苓

右㕮咀每四錢水一盞煎至七分食前服

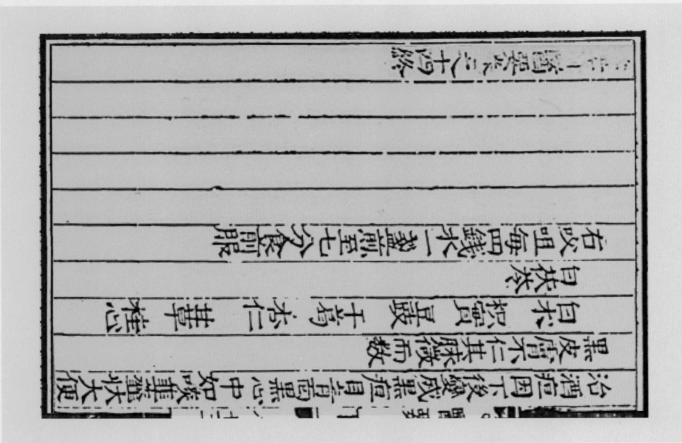

蓋齋醫要卷之十四終

盖齋醫要卷之十五

錢塘陳諫直之類集

全嬰門

相兒壽夭歌

身軟陽痿頭四破臍小臍高肉不就髮稀色脆短聲啼遍體青筋俱不壽尻腫臏骨若不成能踞能行能立死臍深色老性尊持方是人家長命子

哺兒乳法

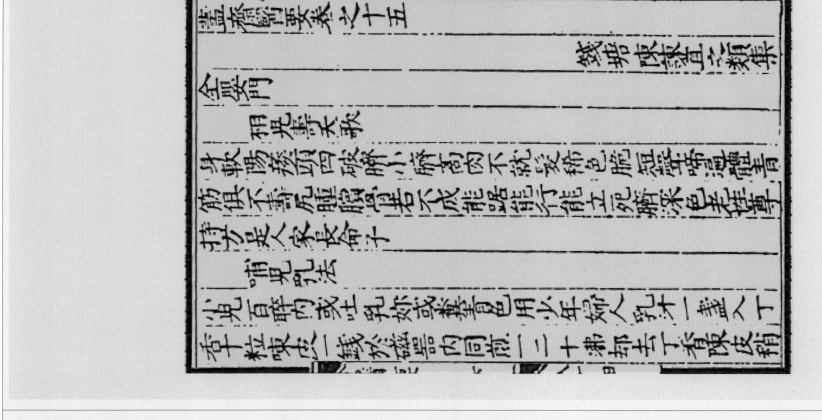

小兒百晬内或吐乳奶或糞青色用少年婦人乳汁一盞入丁香十粒陳皮一錢於磁器内同煎一二十沸却去丁香陳皮稍

熱與兒服之

小兒初生拭口法

兒初産下時其口中原有惡物初啼一聲即嚥入候腹令兒多病且後又生瘡疹當預備甘草黃連各半錢沸湯頓浸下候兒産下即入硃砂少許令生婆用左手托兒肩背右手提双足令兒倒啼一聲吐出口中惡物即以綿包手指蘸草連藥水拭兒口中令淨他日無有諸病

小兒斷臍洗浴法

初生斷臍用火炙熱剪刀乘熱剪之免冷兩寒氣入腹更就臍帶上着艾如參粒大炙之以助暖氣歸腹也浴則以虎骨搥碎

一兩連根葱白三莖煎湯沸以猪膽一箇取汁入湯內攪溫洗
一云宜用桃梅李根皮煎洗尤佳皆所以拔除不祥之氣也

小兒臍風撮口噤風

小兒生後有染所謂臍風撮口噤風等証者蓋臍風乃斷臍後為水濕風冷所乘入於臍而流於心脾遂臍突多啼阻乳若臍邊青日黑撮口爪甲黑發搐不治亦有熱在胷堂伸引努氣此胎中母多驚悸或食熱毒所致又或臍帶初下連日洗浴以致湯氣入腹而生皆不可不慎也撮口者七日之內面赤喘急啼聲不出由胎氣挾熱兼風邪入臍流毒心脾經若舌強唇青撮口聚面阻乳口出白沫四治冷不可治或肚脹吊疝引急皆腸胃

臍結不通法宜踈利操口最爲惡症七日後方始可免又噤風者眼閉口噤啼聲漸小舌上聚肉如粟米狀阻乳口吐白沫大小便皆通由胎中受熱流毒於心脾或初生後感風邪所致自滿月至百二十日見此名曰犯風噤手足拳口不開者不治也又有所謂鵝口者若自內生出可治自外生入不治有慕口者唇舌俱白重舌者舌腫滿口木舌者舌腫硬亦皆心脾積熱所致也更當推類求治可也

張氏方治臍風散（張氏醫臍風蓋發其者妙）

赤脚金頭蜈蚣一條　蝎梢四尾（蝎梢瞿麥同赤脚金頭蚣）　真白僵蚕七箇　瞿麥五分

右爲末先用鵝毛管吹藥鼻內令嚏噴啼叫爲可醫後用薄荷

調服若服藥不效者取然谷穴在内踝前踝骨下陷可灸三壮立效

定命散　歌云　定命散何言　蜈蚣必金赤　麝香非所先　生用川烏尖

金赤蜈蚣半條酒浸炙乾　生川烏尖三箇　麝香少許别研

右爲末和合先吹入鼻内嚏啼可治次用薄荷湯調下

小兒口舌生瘡方

用吴茱萸作末醋調傅脚心拔下熱氣則愈又方用地龍研傅亦佳又方用南星末醋調貼脚心立效又方以硃砂白礬等分爲末先拭舌上井水漱之却傅藥即愈也

小兒諸風論

小兒急慢驚風古謂陰陽癇也急者屬陽陽盛而陰虧慢者屬
陰陰盛而陽虧陽動而燥疾陰靜而遲緩皆因臟腑虛而得之
虛發熱則生風是以風生於肝痰生於脾驚出於心熱出於肝
而心亦熱以驚風痰熱合為四証搐搦掣顫及引竄視為八候
凡耴眼搖頭張口出舌唇紅臉赤面眼脣青及瀉皆青髮際印
堂青筋三關虎口紋紅紫或青者皆驚風候也大抵肝風心火
二者交爭必挾心熱而後發始於搐故熱必論虛實証先分逆
順治則有后先蓋實熱為急驚虛熱為慢驚慢驚當無熱其發
熱者虛也急驚屬陽用藥以寒慢驚屬陰用藥以溫然又必明
淺深輕重進退疾徐之機故曰熱論虛實者此也男搐左視左

女搐右視右男眼上竄女眼下竄男握拇指出外女握拇指入裹男引手挽左直右曲女引手挽右直左曲凡此皆順反之則逆亦有先搐左而後双搐者但搐順則無聲搐逆則有聲其指紋弯弓入裹者順反外者逆出入相半者難痊故曰證分逆順者此也陽病陰脉陰病陽脉亦爲反凡熱盛生痰痰盛生驚驚盛生風風生發搐治搐先於截風治風先於利驚治驚先於豁痰治痰先於觧熱其若四證俱有又當兼施並理一或有遺必生他證故曰治有先後者此也綱領如此若分三者言之暴烈者爲急驚沉重者爲慢驚至重者肝風木之尅脾土則爲慢脾風矣

試效天麻散 歌云 試效天麻半夏 茯苓甘草相匀 所加柴胡白术 黃連牛膽南星

治小兒急慢驚風效驗如神

天麻 半夏 甘草 茯苓 白术 加柴胡 牛胆南星 黃連

右水二鍾薑三片煎取八分去滓服小兒量與之

珍珠丸 歌云 白附子内用南星 芭荳將來滑石停 輕粉糊丸如豆大 服之拱效世為珍

治小兒急慢驚風發搐涎潮壯熱痰嗽壅塞

白附子 滑石 芭荳十五箇去油 輕粉 南星各一錢

右為末糊丸如小豆大三歲一二丸葱白湯下無時

人參羌活散 歌云 人參羌活柴前胡 更有川芎殼扶夫 此便天麻地骨草 許多加法用為同

治初作急驚散風邪除風熱

羌活　獨活　柴胡　川芎　人參　甘草炙　白茯苓各一兩

前胡　桔梗　地骨皮　天麻酒浸焙　制枳殼

右㕮咀每服一錢水半盞薑一片薄荷一葉棗半箇煎服

木通散　歌云名為木通散甘草與羌活山梔又大黃赤茯苓者良

能瀉肝風降心火最利驚熱

山梔　大黃紙裹煨　羌活　木通　赤茯苓　甘草各一錢

右為末每服一錢柴蘇煎湯調下

定搐散　歌云天麻白附與南星赤脚蜈蚣將殭蠶雄乳硃砂代赭并白花蛇清蝎蟬蛻

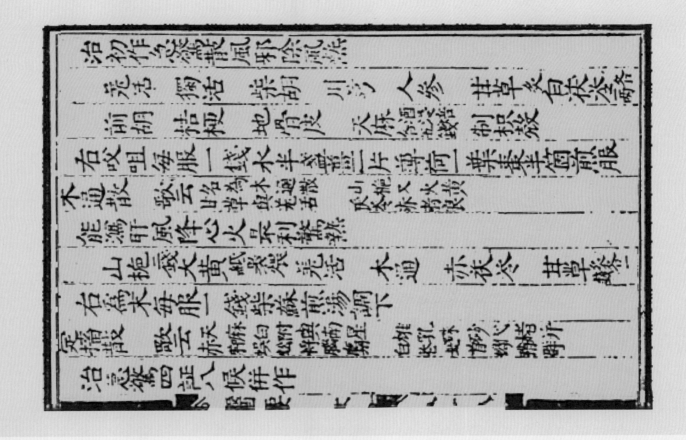

治急驚四証八候併作

天麻 白附炮 南星炮 蝎梢炒各一分 硃砂一錢 代赭石一兩醋淬煅七次

雄黃 乳香各二錢 白花蛇頭二分炙 赤脚蜈蚣一條酒炙 腦麝各少許

右為細末每服五分金銀薄荷湯下煉蜜丸調亦佳

宣風散 歌云 驗訣取宣風黑牽牛可用 檳榔共橘紅甘草以相同

踈導風熱驚風痰熱四証俱備者極效

檳榔二錢 甘草 橘紅二錢 黑牽牛取末二兩半生半炒

右為末每服五分蜜湯調下

鄭氏清肌飲 歌云 鄭氏清肌羌活芎蟬蛻白殭并全蝎 人參白术更相同甘草南星可奏功

治方傳慢驚尚有陽症或吐瀉多因不怪欲生風候

人參 白附 南星 半夏制 全蝎 殭蠶 白术

川芎 羌活 甘草

右各等分爲飲子三歲一錢水半盞薑三片冬瓜仁三七粒

煎服

星香全蝎散 歌云 陳皮之內有人參，全蝎取來均用匙，甘草共中作主盟，木香辦下拜南星。

治慢驚風昏迷痰搐

南星濕紙煨 木香 人參 陳皮各一錢 全蝎二枚 甘草各五分

右細剉每服一錢入紫蘇薑棗煎服以是送下有熱加防

風

助胃膏 歌云 助胃膏中苓木參，西加白蔻并蓮肉，丁檀茴木四香勻，甘草將來劑便成。

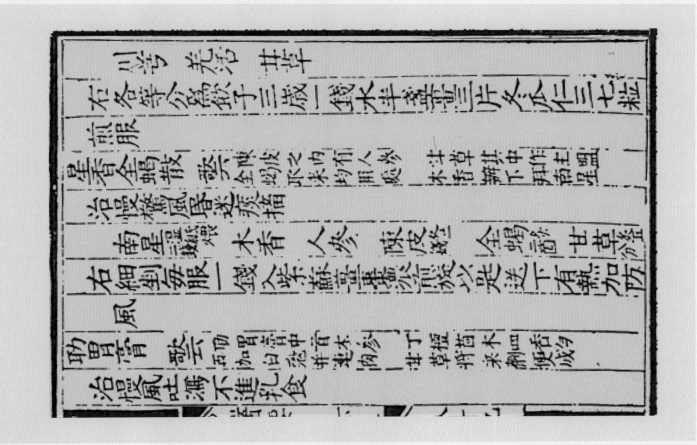

治慢風吐瀉不進乳食

人參　白朮　蓮肉各二錢　丁香　檀香　舶上回香炒

白荳蔻仁　木香　甘草炙各一錢

右爲末粟米丸如梧子大每一丸陳米飲湯調下脾困不醒

同冬瓜煎湯

湯氏八仙散　歌云　天麻白附花蛇肉　防風再用冬瓜仁　全蝎南星半夏曲　湯氏八仙可醫圖

治慢驚虛風

天麻　白附炮　花蛇肉酒炙　防風　南星炮　半夏曲

冬瓜仁　全蝎

右各等分每服一錢薑棗薄荷煎或加炒薑蚕慢驚加川烏

黑附湯　歌云　黑附南木香　四味合成劑　白附甘草并　服之何其良

治慢脾風四肢厥冷生胃回陽

附子炮一錢　南木香一錢半　白附子一錢　甘草炙五分

右爲作一貼並五片煎取半匙送下演山有南星半夏白术

幻方木附湯　歌云　幻方用大附甘草在其中　白术木香助肉寇可相攻

治慢脾風身亏髮直吐乳貪睡汗流不已

大附子炮　白术一兩煨　木香三錢　甘草炙　肉豆寇一枚麵裹煨

右㕮咀每服五錢水半盞並三片棗一箇煎服如慢驚慢脾

等證服藥不效者但看兩脚面中間陷處有大衝脉即灸

百會穴直取前後髮際折中横取兩耳尖折中在頭之中

心是也艾炷約小麥許但四五壯而止灸後仍與醒脾藥

抱龍丸 歌云 抱龍丸內有雄黄 牛胆南星同一處 天竺辰砂共麝香 小兒驚搐即時強

治風痰壅盛驚搐昏睡

雄黄二錢 辰砂 天竺黄各四錢 麝香錢 牛胆南星八錢

右爲末煮甘草糊爲丸如皂莢子大三歲一丸量大小與服

薄荷湯化下

萬金神效丹 歌云 萬金只二品 開首取硃砂 次用真輕粉 神效丹無差

治小兒急慢驚風百無不應

硃砂三錢另研極細 真輕粉三錢另研

右七月初五日取青蒿上虫不以多少於磁器內研爛入硃

砂輕粉三味丸如米粒大週歲小兒乳汁送下一丸過週

歲者燈心湯吞下二丸化下亦可

發癇方論

癇爲小兒惡病古云驚風三發便爲癇以其病關五臟故有五癇之名其發也如驚風狀但發而四體柔軟時醒者爲癇若一身強硬終日不醒則爲痓痓治法先審驚風食三種陰陽二証別之風癇者風邪乘虛有熱生痰先與化痰散熱安神定搐然後治風驚癇者駭怖積驚啼叫恍惚先凉三焦去熱化痰然後治驚食癇者食時得驚停結大便酸臭先寒後熱先與隼然後治癇陽癇則身熱抽掣啼叫面光脉浮病在腑易治陰癇身無熱手足冷不搐掣不啼面黯脉沉病在臟難

愈或仰卧屬陽覆卧屬陰可驗大槩血滯心竅邪氣入心積驚成癎清心調血順氣豁痰又其要也尋常小兒有痰着熱嗔乳不睡時常驚悸皆癎之漸即以紫霜丸導之量輕重以截其盛氣可免驚風癎瘚之患癎証方萌耳後高骨間有青紋紛紛如線見之急爲爪破出血啼叫尤得氣通仍晒兒衣恐有純雌落羽所污即作癎也諸癎瘖不能言此風傷其氣痰滯於心以南星爲末雄猪膽汁少許啖之輒效

急驚風證治

急驚風之候真搐牙關緊急壯熱潮涎竄視反張搐搦顫動口眉眼眨引頻併口中氣冷臉赤唇紅大小便黃赤其脉浮

洪脈此內挾實熱外感風邪心家受熱積驚肝家生風發搐肝風心火二臟交爭血亂氣併痰涎壅盛百脉凝滯關竅不通風氣蘊盛無所發泄故暴烈也又有搐搦反張斜視而牙關不緊口無痰涎而氣熱未可直指以爲驚風是傷風傷寒夾食夾驚疹痘等證此即錢氏假搐之説又各依本證施治矣又急驚搐搦不可把握但扶持之恐風癇逆入經絡遂使手足拘攣成癈疾也治要大有次第有輕重通關以後且與截風定搐風搐既定却下痰熱爲當若患在痰熱未有驚風只可退熱化痰不可妄投驚風之藥蓋藥中多用寒凉恐引入痰熱入經絡凡病在熱不可妄治痰止當解表病在驚不可妄治風蓋驚由痰熱得

只可退熱化痰病在風不可便治搐蓋風由驚作只可利驚化痰其風自散故也有搐須用截風散驚若治驚而痰不化熱亦不退驚安得自止化其痰熱若不退風亦不散痰安得去是知不治之治所以治之之謂也急驚初傳風搐得定而痰熱一泄又須急與和胃定心之劑若搐定而痰熱無多則但用輕藥消痰除熱可也且急驚証源在於去肝風降心火幼幼書以爲治要之說也

慢驚風証治

慢驚風之候或吐或瀉涎鳴微喘眼開神緩睡則露睛驚跳搐搦乍發乍靜或身熱身冷或四肢熱或口鼻冷氣面色淡白淡

青眉昏悶或青黯其脉沉遲散緩蓋由急驚過用寒凉或轉大驟傳變成之又有吐利不止而成者有氣虛暴吐瀉而成者有夏月脾胃伏熱大吐瀉當解暑熱不可專曰固陽右臟虛洞泄成者有久利氣脱而成者有下積取瀉成者有吐血瀉血而成者有傷寒傳變陰証成者有得之久嗽作癇者有得之發癎不已者有得之虫積衝心者有得之卵腫疝氣腹痛其或汗出太過脾困煩渴四肢浮腫大小便閉走馬急疳並傳慢候惟吐瀉積痢成虛致之則証變甚速凡纔經吐瀉便是慢驚須用温中扶裹或搐來緊急乃慢驚初傳尚有陽証不可誤作急驚用藥世言搐慢爲慢驚非也若泥此往往指慢脾爲慢驚矣凡慢驚

男子以瀉得之爲重女子以吐得之爲重又吐有五証瀉有五
証各明所因主治古云病家怕驚不怕瀉醫家怕瀉不怕驚如
因泄瀉不止且先治瀉若更治風則驚風愈甚如因他証例當
循原施治也其慢驚候若從急驚傳來只可截風調胃均平陰
陽不可全用陽藥使陽歸陽復作急驚之候用藥施治無過不
及可也慢驚陰重陽虛諸經已虛不宜通關又凉其臟易作慢
脾風慢驚危急如眼睛昏定定而不眨雖眨不左右顧或竄視
四肢厥冷汗出如流口面黯黲指甲黑四體垂嚲至重慢驚証
眼半開半合以睡不睡是也其脉或浮或沉或熱或凉或吐或
瀉或不吐瀉或食乳或阻乳名半陰半陽合病即如傷寒半表

慢脾風証治

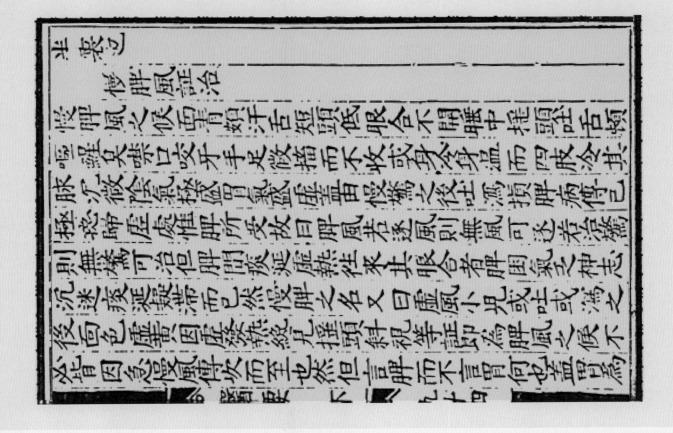

慢脾風之候面青額汗舌短頭低眼合不開睡中搖頭吐舌頻嘔腥臭噤口咬牙手足微搐而不收或身冷身温而四肢冷其脉沉微陰氣極盛胃氣極虛蓋由慢驚之後吐瀉損脾病傳已極總歸虛處惟脾所受故曰脾風若逐風則無風可逐若治驚則無驚可治但脾間痰涎虛熱往來其眼合者脾困氣乏神志沉迷痰涎凝滯而已然慢脾之名又曰虛風小兒或吐或瀉之後面色虛黃因虛發熱纔見搖頭斜視等証即爲脾風之候不必皆因急慢風傳次而至也然但言脾而不言胃何也蓋胃爲

腑竭陽非言脾乃陰臟也故小兒病傳在腑多自愈在臟不可
治蓋小兒純陽之氣在腑為順在臟為逆古人皆有理其臟未言
治腑慢脾惟止吐與瀉積與痢傳入慢候其證發至速虛又速也
治必循次和平無令速愈之理既和且平調脾養胃不可過劑
也錢氏有黃土湯以土勝水得其平則風自止以脾土為本也
大要在於生胃回陽若服半開半合手足不冷證候尚在慢驚
則勿用回陽或已入慢脾而陽氣未甚脫者亦未可即用硫黃
附子等劑手足微冷以醒脾散等調之可也

紫霜丸 歌云紫霜代赭石杏仁米糊作 巴豆赤石脂丸用宜磨宜
治食積此用取積不虛人

代赭石（火煅醋淬研）　赤石脂各一兩　巴荳（二十粒去皮油炒研）

杏仁（二十一粒去皮尖麩炒別研）

右合研細飯丸麻子大每服三丸米湯飲下

代風丹　歌云（化風黃牛胆　羌獨只防風　天麻人參草　荊芥及川芎）

治風癇

黃牛胆（酒浸一錢）　羌活　獨活　防風　天麻　人參

荊芥穗　川芎　甘草各一錢

右為末煉蜜丸皂子大每一丸薄荷紫蘇泡湯化下

試效五癇丸　歌云（試效五癇丸　普攣可向前　硃砂炙於後　茶芽必搯無）

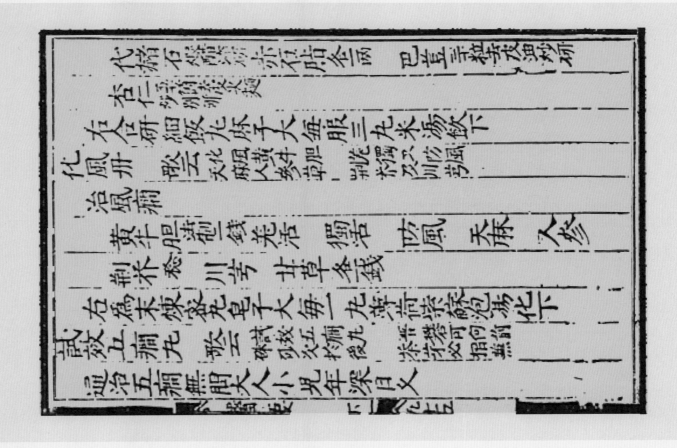

通治五癇無問大人小兒年深日久

晋礬四兩 茶芽四兩 硃砂四錢水研

右爲末薄糊丸如菉豆大每服一二十丸臨睡茶湯送下大人加至一百丸

獨活湯 歌云 獨活與麻黄 川芎及大黄 甘草各共內 五品合成湯

治風癇解表通裏

獨活 麻黄去節 川芎各一錢 大黄焙 甘草炙各五分

右剉散每三字並二片煎有內熱加天麻防風細辛二錢犀角少許去麻黄獨活

附小兒雜病方

天麻防風丸 歌云 天麻爲首次防風 蝎尾人參難箇同 甘草牛黄皆作末 硃砂均伴見神功

治小兒驚風身熱喘促多睡手足搐搦精神昏憒

天麻　防風　人參各二兩　蝎尾炒　甘草　硃砂

雄黄各三錢半　牛黄　麝香各一錢　薑蚕炒半兩

右爲末煉蜜如櫻桃大每一丸薄荷湯化下

荳蔻香連丸　歌云　小兒泄瀉有奇方細末爲丸如米大　荳蔻黄連共木香服之切莫從安東

治泄瀉腹痛腸鳴

黄連炒　肉荳蔻　木香各三錢

右爲末粟米飯丸米粒大每十五丸至三十丸日夜各四五服米湯飲下

參香膏　歌云　款冬花内用人參貝母甘同五味子　訶子阿膠共杏仁惡心痰嗽即時停

治小兒久新咳嗽氣急惡心有痰血

人參　阿膠炒　杏仁炒　款冬花　五味子

甘草　訶子　貝母

右等分爲末煉蜜丸如雞頭大三歲一丸白湯化下

蘆薈一、歌云 肥兒丸用胡黃連 蝦蟆蘆薈木香 麥芽檳榔 神麯肉豆蔻 [illegible] 成丸

治小兒疳氣腹急胃熱

蘆薈　木香　檳榔各三錢　黃連一兩　蕪荑去皮

青皮　陳皮各半兩　巴豆七粒去油炒

蝦蟆酒浸炙焦去骨一兩

右爲末糊丸小豆大三歲三十丸米飲湯下

惺惺散　歌云 散惺惺時氣和 參桔白朮茯苓草　人參甘梗細辛薄 煎法此煎人薄荷

治傷寒時疫風熱痰壅咳嗽氣不和

桔梗　細辛　人參　甘草炒　白茯苓

白朮　瓜蔞根各一分

水一盞煎七分入薄荷些少　方加防風川芎各三分

調胃理中飲　歌云 調胃理中飲 芍藥白芍藥　甘黃連陳朴蒼 甘草茯朮當

治小兒生冷所傷肚腹疼痛大便或青或瀉面色萎黃蚘出

陳皮去白　乾薑　厚朴　黃連薑炒　烏梅

白芍藥各五分　甘草三分　蒼朮

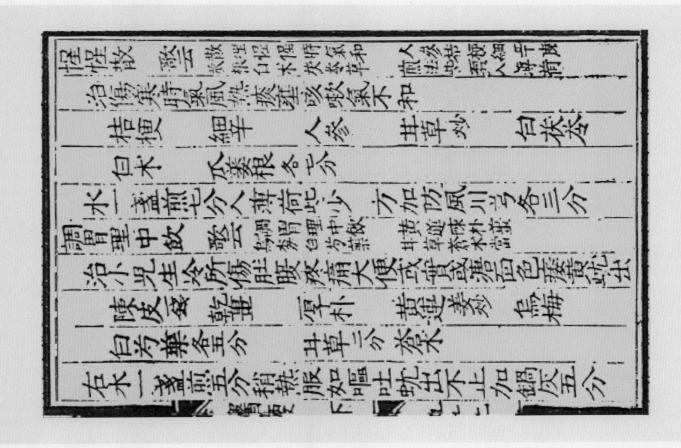

右水一盞煎五分稍熱服如嘔吐蚘出不止加鍋灰五分

錢氏白术散　歌云　錢氏白术散　人參又茯苓　甘草與乾葛　木藿二香成

治小兒脾胃久虛大便不實飲食少進

人參　白术　茯苓　甘草　藿香

木香各三分　乾葛二錢四分

右水一盞煎取四分去滓服

橘皮丸　歌云　小兒癖積堅　五錢巴豆炒　二兩橘皮丸　去巴不須論

治小兒癖積堅硬不下

陳橘皮二兩　巴豆五錢去皮

右將橘皮剉碎以巴豆同炒令重黃色揀去巴豆不用只以陳皮為末粳糊為丸如菉豆大每服一十丸食前薑湯

送下量兒大小加減丸數

橘連丸　歌云　小兒疳瘦不生肌　一兩黃連與橘皮　丸用麝香猪膽和　量其大小減加之

治小兒疳瘦久服消食和氣長肌肉

陳皮一兩　黄連一兩半淨　米泔浸一宿

右爲末另麝香五分和匀同猪胆柒箇分藥入胆内漿水煮臨熟時用針微劄破以熟爲度取出粟米粥丸如菉豆大每服十丸至二十丸米飲湯送下量大小加減之

小兒瘡豆疹論

夫疹豆瘡証在小兒必不能免者蓋由其在胎之時乃母五臓所養而成形若母不守禁忌恣意所欲好啖辛酸毒食氣搏於

胞胎之中兒受此毒名曰三穢液毒以成瘡疹一者五臟六腑
穢液之毒發爲水泡之瘡二者皮膚筋肉穢液之毒發爲膿水泡
之瘡三者氣血骨髓穢液之毒發爲膿血水泡之瘡人生無不發
疹痘者自幼及長止生一次又名百歲瘡其始發之時有因傷
風傷寒而得者有因時氣傳染而得者有因傷食嘔吐而得者
有因跌撲驚恐蓄血而得者或爲竄眼禁牙驚搐如風之證或
口舌咽喉腹肚疼痛或煩躁狂悶昏睡或自汗或下痢或發熱
或不發熱證候多端卒未易辨亦須以耳冷骫冷足冷驗之蓋
瘡疹屬陽腎臟無證耳與骫足屬於腎故腎之所部獨冷也又
不若視其耳後有紅脈赤縷爲真調護之法首尾俱不可汗下

但温凉之劑兼而濟之解毒和中安表而已凡已發未發並與
紫蘇飲爲當虚者益之實者損之冷者温之熱者平之如苟妄
汗則榮衛既開轉增瘡爛妄下則正氣内脱變而歸腎身體振
寒耳骩反熱眼合肚脹其瘡黑壞十無一生其壞瘡者一曰内
虚泄瀉二曰外傷風冷三曰變黑歸腎又有重變乎輕有輕變
乎重凡豆瘡初出之時須看胸心處若稠密急宜消毒飲加山
查黄芩酒洗紫草減食加人參近世治痘瘡有專用陳氏木
香散異功散者殊不知彼立方之時爲運氣在寒又值嚴冬大
寒爲因寒氣鬱遏豆瘡不紅綻故用辛熱之劑發之今人不分
時令寒熱一槩施治誤人多矣今亦具其方於後用者要當斟

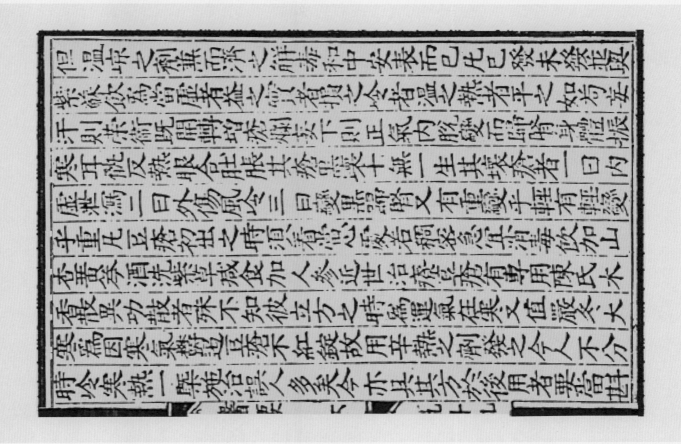

酌切莫致誤可也

豆瘡証治大要

小兒痘瘡春夏為順秋冬為逆其已出未出之間有類傷寒之証增寒壯熱身體疼痛大便黃稠此正病也若無他証不宜服藥凡療痘瘡先分表裏虛實若四者不分則無以治如表裏俱實者其瘡易出易靨如表實裏虛其瘡易出難靨也瘡疹表虛而裏實毒蓄於臟腑而漸泄於皮膚傷寒表實而裏虛邪始於皮膚而次傳於臟腑所以不同其調解之法在治血調氣安表和中[illegible]溫涼之劑二者得兼而已溫如當歸黃芪木香[illegible]胡葛升麻等劑佐之以川芎為藥枳殼桔梗羌

活木通紫草甘草之屬則可以調適矣但小兒凡覺身熱証似傷寒若未經疹痘疑似未明曰先與惺惺散參蘇飲或人參羌活散熱甚則與升麻葛根湯人參敗毒散痘已出則少與化毒湯若或已出未出之間或泄瀉或腹脹或氣促病在內謂之裏虛速與十一味木香散治之若其瘡已出不光澤不起發根窠不紅病在外謂之表虛速與十二味異功散治之使或其瘡不光澤根窠不紅又或泄瀉或腹脹或氣促是表裏俱虛速與異功散下肉豆蔻丸若豆瘡搯出一日至十日渾身壯熱大便黃稠是表裏俱實其瘡必光澤起發肥滿易靨無傷也蓋痘瘡乃臟腑穢液之毒發皮肉之間脾主身之肌肉肺主身之皮毛

今疹痘出是肌肉皮毛受其疾治法當先調和脾肺滋養血氣使脾不虚肺不寒表裏沖和自然易出易靨經云表病裏和故不治而愈也

痘瘡當慎藥物

小兒痘瘡雖出不快皆因毒氣壅盛妄謂其熱用藥宣利解散致令臟腑受冷榮衛澁滯則血氣不能充實皮膚肌肉其瘡不得發充滿結實成痂故多痒塌煩燥喘渴而死也凡痘瘡發熱口乾煩渴不止切不可與水及蜜并紅柿西瓜柑橘等物又不可妄投清凉消毒散等藥恐冷氣內攻濕損脾胃則腹脹喘悶寒戰咬牙必難治矣咬牙者齒槁腎氣不榮故也人始見小兒

壯熱增寒喘氣急未明瘡疹之證妄作傷風傷寒治之或以解藥出汗或食藥宣導因此表虛裏虛難醫爲害非輕也今於小兒或瀉水谷或瀉白色淡黄色者以七味豆蔻丸煎木香散下之瀉止即不必服小兒如瀉頻多津液内耗血氣不榮瘡雖起發亦不能靨也如身温腹脹咬牙喘渴者難治緣水谷去多津液枯渴而欲飲水不止者真氣蕩散而死亦速與十一味木香散救之不愈速用異功散爲效如不兒忌瘡之時或四五日不大便者可用肥嫩猪脂一塊以淡白水煮熟切如豆大與兒食令臟腑滋潤瘡痂易落百無礙滯切不可投宣利藥恐内虛瘡毒入裏若小兒六七日身壯熱不大便其脉緊盛者可

服三味消毒飲微得利即止不大便而不脹亦可不服也又以小兒神氣軟弱痘瘡自初出二三日至十二三日忌外人往來恐有卒暴風寒穢惡之氣觸污凡痘瘡初出至未愈欲愈已愈之際子母當先慎口禁食葱韭薤蒜麞兔鷄犬河海魚腥等物及房事月候尤忌觸忤常以葫荽酒噴洒坐卧屋壁之間可也

痘瘡逐日見証

小兒痘瘡二三日始見微微方欲出者如粟米如黍米如菉豆大似水珠光澤明淨佳者四日五日其瘡大小不一根窠紅光澤明淨不必服藥如臍出稠密陷頂灰白色瀉渴者宜服七味肉豆蔻丸以十一味木香散送下六日七日其瘡肥紅光澤者

不禁自愈如身溫氣促口乾腹脹足指冷重者以十一味木香
散加丁香肉桂服之可也八日九日其瘡當靨瘡痂欲落者自
愈也亦不必藥若瘡當靨而不靨身或熱或不熱肚脹煩渴及頭
溫足冷或氣促瀉渴不可與水蜜冷物若與之即死急煎木香
散救之不愈速用異功散爲效十日至十一日當靨不能靨身
不壯熱悶亂不寧臥則硬氣煩渴咬牙者急煎異功散加木香
當歸以救陰陽表裏若與水蜜冷物者即致死亡十二日十三
日瘡痂既落其瘢尤黯或凹或凸肌肉尚嫩不可澡浴不可炙
溥五辛酸辣有毒之物恐熱毒攻肝眼目生翳若不依此必爲
目患可服三味谷精散救之至十三日可保平安首尾不可與

水若誤與之瘡靨之後其痂遲落或身生瘡腫若針之則成疳蝕瘡膿水不絕甚則面黃唇白難愈蓋脾胃主肌肉飲水多濕脾傷肌虛則津液衰少榮衛澁滯故瘡痂遲落而生瘡也黃帝曰飲有陰陽何也好飲冷者氷雪不知寒好飲熱者沸湯不知熱岐伯曰陽盛陰虛飲冷不知寒陰盛陽虛飲熱不知熱故治之陽盛陰虛則補陰可用木香散加丁香肉桂陰盛陽虛可用異功散加木香當歸治之也

痘瘡不治證

凡小兒痘瘡不治之證有五痒塌寒戰咬牙渴而不止一也其色紫黑喘渴不寧二也頭溫足冷悶亂飲水三也其色灰白陷

頂脹喘渴四也咬牙氣促瀉泄煩渴五也凡此五者有一必爲不治人亦當仔細處治以求死中之生决不可坐視而不救也

參蘇飲 歌云 參蘇飲子首前胡 乾葛茯苓半夏扶 枳殼陳皮甘草桔 煎之薑棗疾法無

治小兒頭瘡惡熱身倦咳嗽有痰未見痘瘡隨手可用

前胡 人參 蘇葉 乾葛 半夏湯泡薑汁制 茯苓

枳殼 陳皮 甘草 桔梗

右剉薑三片棗一枚水煎熱服

升麻葛根湯 歌云 升麻葛根湯可敢 更用炙草同白芍 若加糯米及人參 紫草當歸尤妙藥

治小兒頭瘡發熱惡寒如痘瘡已出切不可用

白芍藥　川升麻　甘草炙　葛根各等分

右每服三錢水一盞煎六分稍熱服無時滾山加糯米人參紫草當歸尤佳

十一味木香散　歌云　木香大腹桂人參　甘草前胡各等分　訶子陳丁夏茯苓　味爲十一散成名

大腹皮　木香　官桂　前胡　陳皮　丁香

訶子肉　人參　半夏薑制　赤茯苓　甘草炙

右各等分每三錢水一鍾薑三片煎七分空心服量兒大小加減

十二味異功散　歌云　木香官桂人參朴　半夏丁香茯附子　肉寇陳歸白朮同　加薑煎服異功

木香　當歸　人參　陳皮　厚朴薑制　丁香

肉豆蔻煨各二錢半　官桂　白茯苓　白术各二錢　半夏薑制

附子炮去皮臍一錢半

右每服三錢水一盞薑三片煎七分空心稍熱服病有大小

以意加減臨時斟酌

七味肉豆蔻丸　錢氏云木香砂仁依肉豆蔻白龍骨　白礬赤石脂訶子七味齊

木香　砂仁各一錢　白礬　赤石脂各七錢半　白龍骨

內豆蔻　訶子肉各五錢半

右爲細末糕糊丸黍米大周歲兒五十丸三歲一百丸溫米

湯下無時

六味人參散　錢氏云六味人參散白术李朴濟　麥門甘草陳煎服效通灵

麦門冬去心一两 人參 甘草炙 陳皮

白术 厚朴姜制各五錢

右每服三錢水一盞煎六分稍熱服量兒大小加減

六味柴參散 歌云 甘草柴胡合 麦門龍胆草 人參與黑參 六味嫩如神

人參 黑參 甘草炙 柴胡各一錢半 麦門冬去心二錢

龍胆草一錢半

右每服三錢水一盞煎六分稍熱服量兒大小加減

三味谷精散 歌云 三味之終黑豆皮 猪肝滲藥同煎煮 谷精蛤粉兩相齊 竹刀劈開作二批

谷精草一两 生蛤粉一两 生黑豆皮二錢

右為細末猪肝一葉竹刀批作两片滲藥縛在瓦器內慢火

並藥令兒食之無時

紫草木通湯　歌云　紫草人參品最良　木通甘草中間合　茯苓糯米更相當　便利還加南木香

紫草　人參　木通　茯苓　糯米各等分　甘草減半

右每服二錢水煎溫服內虛大便利者可加南木香去紫草

已上七方治法俱開痘疹逐日見證論內

試驗當歸著飲　歌云　試驗當歸芪生地黃　麥門冬次茯苓後　人參甘草紫草相當　更用防風劑始良

治痘瘡已灌未灌色不光澤或濃泡或小泡欲靨未靨表虛裏熱不能結痂心煩焦作此宜服之。

黃芪　當歸各一錢　生地黃三分　茯苓二分　麥門冬三分

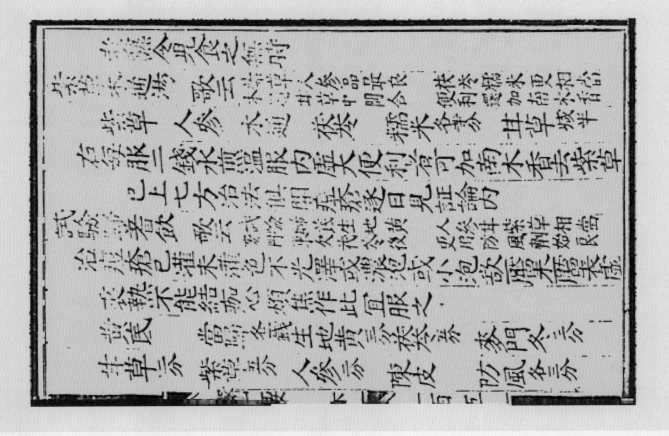

甘草三分　紫草五分　人參二分　陳皮　防風各三分

右水二鍾煎至一鍾去滓溫服量小兒能受與之

犀角消毒飲　歌云　犀角鼠粘子　赤芍荊芥穗　甘草生地黄　牡丹皮可斟

治疹瘡已出皮膚熱眼熱恐生餘毒

鼠粘子二錢　荊芥穗一錢　甘草五分　犀角五分　生地黄

赤芍藥各一錢　牡丹皮五分

右水一盞煎取五分去滓服一方以牛蒡子炒二錢荊芥穗

甘草各一錢名三味消毒散

化毒湯　歌云　化毒用何攻　升麻并國老　先須紫草茸　糯米粒煎同

痘瘡已發以此消毒

紫草茸五錢　升麻　甘草炙各二錢半

右剉散每服二錢糯米五十粒同煎服一方豆瘡初出時以絲瓜連蒂三寸連皮子燒存性爲末入硃砂末沙糖調服多者可減少者可無神效

調解散　歌云調解青陳桔梗減半人參可共乾葛枳夏川芎紫甘二草木通同

治豆瘡已發或爲風冷所折榮衛不和或宿食所傷內氣壅遏以致水硬並治

青皮　陳皮　桔梗　枳殼制　半夏制　川芎　木通
乾葛　甘草　紫草各等分　人參減半

右剉散每服二錢薑棗水煎服

豆皮飲　歌云小兒痘瘡入眼爲末果汁調掃白菊淡豆新皮穀精草用取真的

治豆瘡入眼生翳

白菊花　新綠豆皮　真谷精草各一分

右爲末，每一錢，乾柹一箇、粟米泔一盞，同煎，候米泔盡，喫乾柹，日三次。

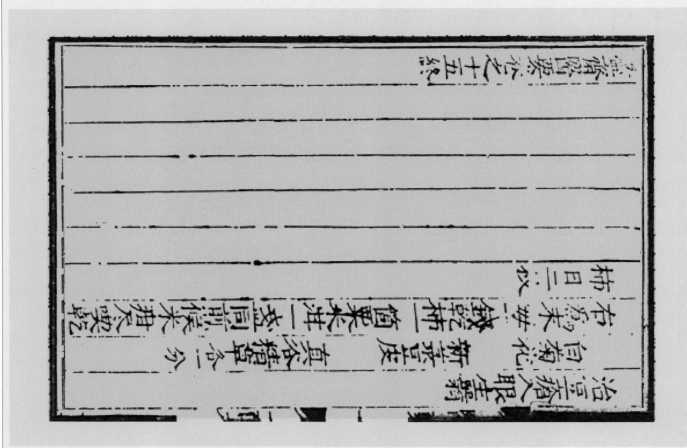

蓋齋醫要卷之十五終

綿花瘡方　歌云：服多輕粉腫塊破，遺糧皂角歸翹和，荊芥防風甘草同，虛氣加參病安痊。

治多服輕粉致成腫塊破爛不能行走者服之有効

仙遺糧（又名小猪糞，俗言硬飯塊，半斤）　當歸稍　連翹　荊芥

甘草　防風　猪牙皂角　羗活（已上各五分，如氣虛加人參）

右用水一斗煎至七升日進數十盃忌食茶酒生冷一應發毒之物

服之十日後有應

綿花瘡腫塊方　歌云：木通皂角白鮮皮，木瓜荊芥防風依，仙遺薏苡川牛膝，皆用參歸氣血虛。

仙遺糧（乾者一兩，鮮者二兩，俗名硬飯，色白者有効，紅者傷人）　川牛膝　木瓜　木通　防風

荊芥　薏苡仁　白鮮皮（各五分）　皂莢子（四分）　當歸（五分）　氣虛加參（五分）

右㕮咀用水二鍾煎至一鍾視瘡上身多食後服下身多空心服日進三次

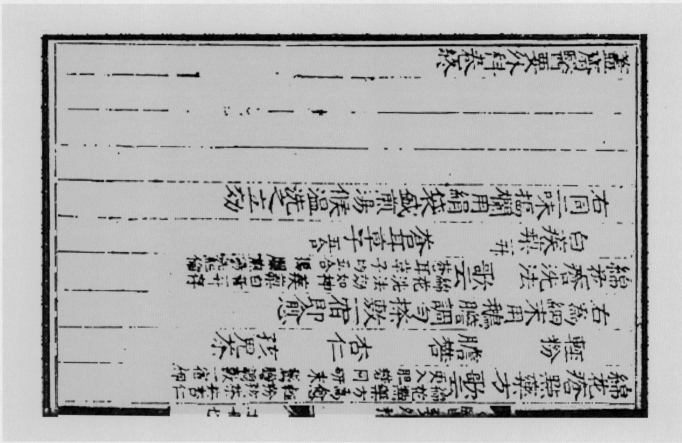

綿花瘡熏藥方　歌云綿花熏藥方高愈輕粉孩茶共杏仁更入膽礬同研末鵝膽調敷一宿伸

輕粉　膽礬　杏仁　孩兒茶

右爲細末，用鵝膽調匀搽敷，一宿即愈。

綿花瘡洗法　歌云綿花洗法效如神蒺藜白礬一升存蒼耳草子均五合鍋內煎湯洗絕倫

白蒺藜一升　蒼耳草子五合

右同二味搗爛，用絹袋盛，煎湯候温洗之，立效。

蓋齋醫要外科卷終

藎齋醫要後序

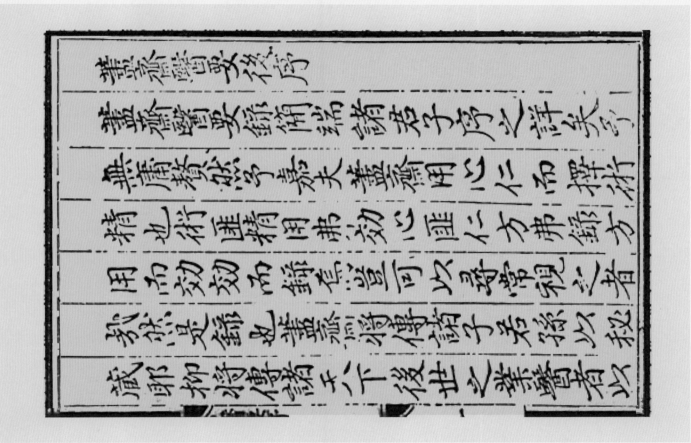

藎齋醫要錄簡端諸君子序之詳矣予無庸贅然予嘉夫藎齋用心仁而擇術精也術匪精用弗効心匪仁方弗錄方用而効効而錄焉豈可以尋常視之者哉然是錄也藎齋將傳諸子若孫以秘藏耶抑將傳諸天下後世之業醫者以

活人也耶予獨知其弗徒爲子孫計也弗徒爲業醫者計也意以吾之術足以愈疾疾而遇吾者疾愈矣幸矣吾之心遂矣然吾之所遇者有限而天下後世之罹疾者無紀極也吾慊乎哉于是錄其方苟得吾術而疾愈者雖非吾子孫可也雖非業醫者亦可也蓋蓋齋之心

乎愈人之疾以全人之生而奚以利矣
子孫而奚以利夫醫仁乎哉蓋齋之心
也雖然蓋齋亦必知著易悞不至於妨
人著本草誤其弊有不勝之說也而固
錄之而固傳之其必知之精而行之不
容以不篤也仁乎哉蓋齋之心也使醫
國者而有是其仁覆天下豈可量耶乎於

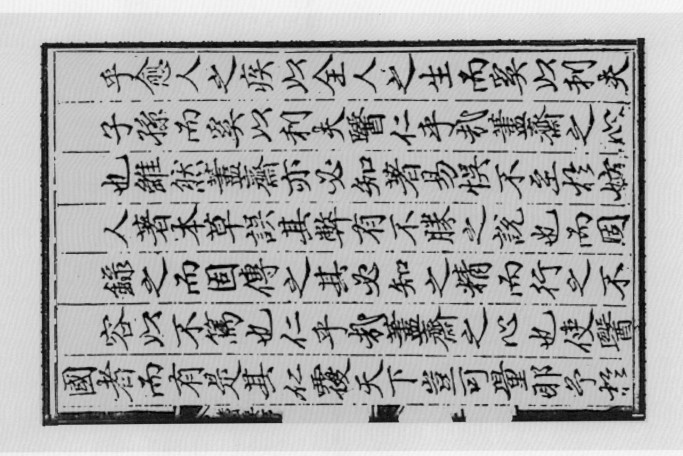

是乎有感而遂爲之敘

嘉靖戊子春王二月吉旦

賜進士出身奉政大夫工部營繕清吏司

郎中同邑金廷瑞書